Rupak Khadka

População de cavalos, raças e situação de risco no mundo

Rupak Khadka

População de cavalos, raças e situação de risco no mundo

Um estudo baseado em sistemas de bases de dados de organizações alimentares e agrícolas: FAOSTAT e DAD-IS

ScienciaScripts

Imprint

Any brand names and product names mentioned in this book are subject to trademark, brand or patent protection and are trademarks or registered trademarks of their respective holders. The use of brand names, product names, common names, trade names, product descriptions etc. even without a particular marking in this work is in no way to be construed to mean that such names may be regarded as unrestricted in respect of trademark and brand protection legislation and could thus be used by anyone.

Cover image: www.ingimage.com

This book is a translation from the original published under ISBN 978-3-8443-1764-0.

Publisher:
Sciencia Scripts
is a trademark of
Dodo Books Indian Ocean Ltd., member of the OmniScriptum S.R.L Publishing group
str. A.Russo 15, of. 61, Chisinau-2068, Republic of Moldova Europe
Printed at: see last page
ISBN: 978-620-2-93117-5

Tabela de Conteúdos

Agradecimentos

Gostaria de expressar a minha sincera gratidão aos meus supervisores, Prof. Dr. Jan Philipsson, Universidade Sueca de Ciências Agrícolas (SLU), Uppsala, Suécia e Prof. Dr. Georg Thaller, Universidade Christian-Albrechts (CAU), Kiel, Alemanha, pela sua orientação e apoio contínuo desde o início do trabalho, acompanhamento contínuo e comentários inestimáveis até à forma final.

Gostaria de estender os meus especiais agradecimentos e gratidão ao Dr. Dirk Hinrichs, CAU pelo seu contínuo apoio técnico e contributos úteis para o meu trabalho. A minha profunda gratidão e os meus cumprimentos à Prof. Associada Dra. Birgitta Malmfors, SLU, pelo seu apoio contínuo e amor em realizar o meu estudo de mestrado desde o início do estudo EM-ABG.

Estou muito grato a Beate Scherf e Mateusz Wieczorek, Alimentação e Agricultura das Nações Unidas, Roma, Itália por me terem dado a oportunidade de utilizar os dados e de expressar comentários valiosos para o meu trabalho.

Os meus sinceros agradecimentos ao comité do consórcio EM-ABG por me ter concedido o subsídio Erasmus Mundus para o apoio financeiro para prosseguir o estudo sem o qual nada disto teria sido possível.

Por último, mas não menos importante, gostaria também de expressar os meus sinceros agradecimentos e honra a todos os membros da família pelo seu amor contínuo, apoio e encorajamento para terminar os meus estudos no estrangeiro.

Rupak Khadka

1. Introdução

Os cavalos estão presentes em todo o mundo. Os cavalos têm estado com humanos ao longo da história e têm servido uma variedade de propósitos práticos. Estes incluem servir como meio de transporte, um animal de trabalho na agricultura e na guerra. Os cavalos foram domesticados e utilizados pelos humanos desde os tempos antigos. Os cavalos são as espécies mais diferenciadas em raças em todo o mundo (Hall e Raune, 1993). Actualmente, devido ao seu poder, agilidade, graciosidade e velocidade, os cavalos são utilizados principalmente para prazer pessoal e em competições desportivas. Nos últimos anos, a globalização dos cavalos tem sido amplamente reconhecida como sendo um animal de desporto. O comércio, a criação e o desporto atraíram significativamente a atenção das pessoas. Tal como outras espécies de animais, os cavalos são também uma componente importante da biodiversidade global. Se a relação de várias populações for ignorada, então pode ocorrer uma notável erosão genética na população global (Alderson, 2008). A não conservação dos recursos genéticos domesticados conduzirá definitivamente a uma situação em que uma grande parte do genoma do cavalo estará à beira de se perder. A utilização do cavalo como animal de desporto ou para lazer ajuda a estimular a manutenção da diversidade genética dentro da população de cavalos. Por outro lado, a ampla utilização de garanhões populares seleccionados e do seu sémen é vista como uma ameaça à diversidade genética dentro da população de cavalos (Bowling e Ruvinsky, 2000).

A contribuição das raças de cavalos para o número total de raças de mamíferos no mundo é de 10,33 %, muito mais do que a sua contribuição em termos de número de animais. Os dados populacionais não estão disponíveis para 36 % de todas as raças. A dimensão e estrutura da população a nível de raça são inadequadamente relatadas em muitas partes do mundo, especialmente no contexto dos países em desenvolvimento (FAO, 2007). Como resultado da mecanização e globalização, os cavalos têm sido reinventados como animais de desporto e lazer, enquanto que pouco interesse tem sido colocado na identificação das populações equinas. Apesar da riqueza da investigação científica em ciências equinas, não tem havido muitos estudos realizados para descrever o censo global da população, raças e distribuição geográfica do cavalo (Mellor et al., 1999). Não existem medidas directas a nível genético, pelo que o estatuto das populações de raça equina doméstica fornece a melhor indicação disponível sobre as tendências da biodiversidade.

Um bom conhecimento das populações globais de cavalos é crucial para conhecer parâmetros como o tamanho da população existente, tipo e utilização dos cavalos, raças e estratégias de criação, estudos epidemiológicos, situação de risco, etc. Quanto à falta de muitos estudos neste campo, o presente estudo foi realizado com base nas bases de dados da Organização das Nações Unidas para a Alimentação e Agricultura (FAO): Sistema de Informação da Diversidade Animal Doméstica (DAD-IS) e FAOSTAT. Os principais objectivos deste estudo foram os de descrever:

a. o número de cavalos no mundo e por região

b. o número de cavalos por 1000 pessoas no mundo e por região

c. o número de raças de cavalos no mundo e por região

d. o estatuto de risco das raças de cavalos no mundo e por região

2. Revisão da Literatura

2.1. Domesticação dos cavalos

O cavalo (*Equus caballus*) é um animal de casco da família dos equídeos. Os cavalos, um dos animais domésticos historicamente mais vitais para os seres humanos, têm um lugar especial entre os nossos animais domésticos e nos nossos corações. Têm desempenhado papéis essenciais na história e no desenvolvimento das civilizações. Os seres humanos mantêm uma confiança mútua e uma forte filiação com os cavalos, não só para a equitação e o prazer, mas também para manter a saúde física e mental. São animais domesticados altamente sociais e inteligentes. Os cavalos não são tão velhos como outras espécies domesticadas como os ovinos, caprinos, suínos, bovinos e cães (FAO, 1987). Os cavalos adquiriram um lugar especial ao lado dos cães nos últimos tempos devido à sua estreita relação com o homem. A evolução dos cavalos domésticos pode ser rastreada a partir dos seus antepassados selvagens (Bokonyi, 1987). Acredita-se que diferentes equídeos selvagens deram origem às diferentes raças de cavalos domésticos que hoje vemos. Muitos enormes cavalos selvagens pesados desenvolveram-se durante o período do Pleistoceno ([19] e início do século [XX]) e extinguiram-se no final da era do gelo (Epstein, 1971; Clutton-Brock, 1999 e Olsen, 2006). Forsten (1988) argumentou que de muitas variedades diferentes de cavalos no período do Pleistoceno, apenas uma espécie de cavalos selvagens sobreviveu. Esse pequeno e único cavalo selvagem, referido como *Equus ferus,* é o antepassado dos cavalos domesticados dos dias de hoje.

A domesticação de cavalos é ainda um debate em curso. Questões como quando, onde e porquê os cavalos foram domesticados pela primeira vez, ainda não estão claras. Os cavalos tinham historicamente desempenhado um papel importante no progresso humano. Tornaram-se componentes cada vez mais poderosos das civilizações eurasiáticas a partir de meados do segundo milénio a.C. (http://www.imh.org/). O Tarpan (*E. ferus*), um cavalo selvagem europeu e o Przewalski (*E. przewalskii*), um cavalo selvagem asiático, são considerados como os antepassados dos cavalos actuais. Os Tarpans são pequenos cavalos extintos com um casaco de carne de rato e uma barriga clara, com membros negros dos joelhos e jarretes para baixo, crina curta frisada e uma cauda curta com pêlo escuro (Olsen, 2006). O último Tarpan em cativeiro morreu na Polónia entre 1918 e 1919 (Bokonyi, 1974a) e o último Tarpan selvagem foi morto na Ucrânia em 1851 (Zeuner, 1963). O cavalo Przewalski é considerado o único cavalo selvagem restante no mundo e é o parente selvagem vivo mais próximo dos actuais cavalos domésticos (*Equus caballus*). Os cavalos Przewalski são robustamente construídos com bronzeado arenoso, casaco de louro e crina vertical castanha escura, listras dorsais e ombreiras, com barras nas pernas, cor clara nos focinhos e barrigas, cauda baixa e pequena para o cavalo doméstico (http://www.ansi.okstate.edu/breeds/horses/). Provas do Cazaquistão do Norte sugerem que os cavalos eram domesticados na era 3 durante a Idade do Cobre - cerca de 3700 a 3100 a.C. (Olsen, 2006). No entanto, estudos moleculares sugerem que a diversidade dos cavalos do lado materno provavelmente provém de várias populações em diferentes áreas geográficas. Vila et al. (2001) sugeriram que um único ponto de origem era improvável, uma vez que havia múltiplos esforços bem sucedidos de domesticação de cavalos em diferentes regiões. A domesticação de cavalos pode ter demorado muito tempo a desenvolver-se e foram introduzidos genes selvagens nos genes domésticos (Levine, 2006). A domesticação de cavalos a cavalo apoiou um bom indicador da domesticação de cavalos que apareceu pela primeira vez nas estepes a leste dos Montes Urais (Kavar e Dovc, 2008).

2.2. Utilização dos cavalos

Os seres humanos conquistaram o mundo com a ajuda e sacrifício do cavalo leal no passado. A história da utilização dos cavalos pode ser traçada a partir da ascensão e queda de impérios, da conquista de continentes inteiros, de grandes batalhas, da evolução dos sistemas de transporte, do correio, da agricultura, do progresso florestal e em tempos de guerra e paz (Bowling e Ruvinsky, 2000). Durante meados do século [XIX], foram desenvolvidas raças pesadas de cavalos para trabalhos agrícolas e florestais, minas de carvão, como energia para outras peças de maquinaria pesada e para puxar carroças. Com o advento dos motores de combustão, o papel dos cavalos ficou ofuscado. No entanto, ainda estão a ser utilizados em regiões agrícolas de subsistência, particularmente na Europa Oriental, Ásia, África, América Central e do Sul. A importância dos cavalos para o trabalho agrícola diminuiu para proporções insignificantes. As excepções são a utilização de cavalos pelos criadores de ovinos no pastoreio das suas ovelhas (Arnason, 1984) e pelos "cowboys" nas fazendas de gado bovino na América Ocidental (Iverson, 1994) e Latina (Jordan, 1989 e Bishko, 1952). Os cavalos de projecto ainda desempenham um papel importante na vida rural, apesar da crescente mecanização da agricultura. Os cavalos e póneis de carga ainda são a espinha dorsal dos meios de transporte em alguns países em desenvolvimento. Os cavalos têm também sido utilizados pelas forças militares para expedições, equitação, e transporte.

A mecanização dos transportes e da agricultura aumentou a atenção de muitas raças de cavalos para o desenvolvimento de raças para actividades desportivas e de lazer. O papel dos cavalos espelhou as mudanças na sociedade humana, de cavalo de guerra para cavalo de tracção ao desporto ou animal de companhia de hoje (Waran, 2002). Em tempos recentes, uma das áreas promissoras e emergentes para a utilização de muitas raças de cavalos é para eventos competitivos ou como animais de desporto. Durante as últimas décadas, a esfera equestre emergiu de forma bastante vigorosa para se tornar um campo de grande diversificação. O desenvolvimento da equitação de lazer, a diversificação da utilização de cavalos, e o papel crescente dos cavalos são de grande preocupação para os países desenvolvidos.

O desenvolvimento de actividades de lazer para cavalos reflecte uma diminuição regular do número de cavalos de tracção e um aumento constante do número de cavalos de sangue/esporte (Langlois et al., 1983). As raças de cavalos de desporto destinam-se a ser utilizadas em competições para as principais disciplinas equestres internacionais de dressage, saltos, provas de três dias, corridas, trote, enduro, e abóbada. O desenvolvimento das raças de cavalos de desporto e a participação a nível olímpico em Estocolmo em 1956 levou à criação de um novo mercado de cavalos para os desportos equestres. Os cavalos de elite de diferentes raças competem continuamente a nível dos Jogos Olímpicos e do Campeonato Mundial. Nos últimos anos, os cavalos são utilizados no turismo, terapia médica, hobby, reabilitação social, ou eventos sociais, estéticos e para valores culturais. A criação de cavalos é caracterizada por um intercâmbio internacional significativo de material de criação. Além disso, os cavalos são mantidos para fins de carne em todas as regiões do mundo. Todos os anos cerca de 100.000 cavalos são transportados para abate em longas distâncias dentro da Europa (EU Equus, 2009). A FAO estimou que 752, 913 toneladas de carne de cavalo foram produzidas no mundo em 2008. Os cavalos tornaram-se progressivamente utilizados para transporte, agricultura e silvicultura, lazer, recreação, desporto, carne e equitação terapêutica (Hausberger et al., 2008; Splan, 2004 e Anderson et al., 1999). Além disso, a indústria equina desempenha um papel significativo no sector sócio-económico e ambiental de um país.

2.3. Populações de cavalos no mundo

Uma população é um grupo de indivíduos que partilham uma ou mais características sobre as quais os dados podem ser recolhidos e analisados. Uma população pode também ser caracterizada como um grupo de organismos de uma espécie que são entrecruzados e vivem no mesmo local ao mesmo tempo (http://www.biology-online.org/dictionary/Population). A distribuição das diferentes populações e raças de gado pelas regiões do globo é afectada por uma série de factores agro-ecológicos, socio-económicos, religiosos e culturais. De acordo com as estatísticas de produção da Organização das Nações Unidas para a Alimentação e Agricultura (FAOSTAT), em 2008 havia cerca de 1,347 milhões de bovinos, 1,078 milhões de ovinos, 941 milhões de suínos, 862 milhões de caprinos, 180 milhões de búfalos, 18 mil milhões de frangos e 58 milhões de cavalos no mundo (http://faostat.fao.org/; citado em [15 de] Maio de 2010). Dados recentes do FAOSTAT (2008) mostram que existem 58,8 milhões de cavalos no mundo. O gado bovino é amplamente domesticado em todas as regiões do mundo, seguido dos ovinos. A população de cavalos parece ser bastante baixa, em comparação com a de gado bovino, porque os cavalos não são produtivos, mas sim animais de lazer ou de companhia. De acordo com o relatório FAOSTAT (2006), os Estados Unidos relataram o maior número total de cavalos com um número aproximado de 9,5 milhões de cavalos. Os dados fornecidos pelo FAOSTAT são impressionantemente semelhantes aos do próprio estudo independente do Conselho Americano do Cavalo, que relatou que a população de cavalos dos EUA era de 9,2 milhões em 2005. Em 2006, os outros países com populações de cavalos superiores a um milhão eram a China, Mongólia e Cazaquistão da Ásia, Rússia da Europa, Brasil e Argentina da América do Sul, México e Colômbia da América Central e Etiópia de África.

Segundo FAOSTAT (2005), há 9,1 cavalos por 1000 pessoas no mundo (Quadro 1). O número é mais elevado para a América Latina e Caraíbas com 46,4 cavalos por 1000 pessoas, seguido da América do Sul com 41, América do Norte com 28,7, Oceânia 11,1, Europa 8,9, África 4,6 e Ásia 3,7 cavalos por 1000 pessoas.

Quadro 1: Número de cavalos por 1000 pessoas por regiões em 20051

Continentes	Número de cavalos	Número de pessoas (em 1000)	Cavalos por pessoa (em 1000)
África	4240612	921073	4.6
Ásia	14256852	3936535	3.7
Europa	6489242	729420	8.9
América Latina e Caraíbas	8562285	184854	46.4
América do Norte	9586060	335175	28.7
Oceânia	374657	33559	11.1
América do Sul	15225273	371658	41
Total	58734981	6512274	9.1

EU Equus (2009) relatou que havia 5,8 milhões de cavalos na União Europeia com a Alemanha e a Grande Britian a terem a maior população de cavalos e a Suécia tem o maior número de cavalos por 1000 pessoas, ou seja, 30,9. O estudo EU Equus (2001) relatou 4,4 milhões de cavalos nos países membros da União Europeia, mas não há mais de 6 milhões de equídeos ou equídeos (incluindo cavalos, burros, burros, zebra e suas cruzes) em toda a Europa (Comissão Europeia, 2010). O número médio de cavalos por 1000 pessoas entre os países membros da União Europeia foi de 11,7 em 2000 (EU Equus, 2001) e 16,6 em 2008 (EU Equus, 2009). As tabelas 2 e 3 indicam que dentro da UE, Alemanha, Reino Unido e França têm o maior número de cavalos. A Suécia, Dinamarca, Bélgica e Holanda têm o número mais elevado decavalos por 1000 pessoas enquanto que a Grécia, Portugal e Eslováquia têm o menor número de cavalos e cavalos por 1000 pessoas.

Quadro 2 . Número total de cavalos em alguns países europeus em 2008[2]			
País	Número de cavalos	Número de pessoas	Cavalos/1000 pessoas
Áustria	100000	8265 925	12.1
Bélgica	300000	10511382	28.5
Rep. Checa	64126	10188000	6.3
Dinamarca	150000	5427459	27.6
Estónia	4900	1339000	3.7
Finlândia	77000	5266000	14.6
França	900000	62998773	14.3
Alemanha	1000000	82437995	12.1
Grã-Bretanha	1000000	60393044	16.6
Grécia	27000	11122000	2.4
Hungria	60000	10058000	6.0
Irlanda	80000	4221000	19.0
Itália	300000	5877800	5.1
Letónia	13600	2289000	5.9
Luxemburgo	4490	461000	9.7
Países Baixos	400000	16334210	24.5
Noruega	45000	4668000	9.6
Polónia	320000	38157055	8.4
Sérvia	35000	2003358	17.5
Eslováquia	8000	5388000	1.5
Eslovénia	22000	2000000	11.0
Espanha	559598	43886000	12.8
Suécia	280000	9047752	30.9
Total	7570714	455240953	16.6

[2] Fonte: EU Equus, 2009

Quadro 3: Número de cavalos por 1000 pessoas na UE em 2000[3]			
País	Número de cavalos	Número de pessoas	Cavalos/1000 pessoas
Áustria	81864	8200000	10.0
Bélgica	200-250000	10200000	22.0
Dinamarca	150000	5300000	28.3
Finlândia	57400	5200000	11.0
França	452000	59100000	7.65
Alemanha	1000000	82200000	12.2
Grécia	35000	10600000	3.3
Irlanda	60000	3700000	16.2
Itália	323000	57300000	5.6
Luxemburgo	NA	431000	NA
Países Baixos	400000	15800000	25.3
Portugal	27000	9900000	2.5
Espanha	350000	39600000	8.8
Suécia	250000	8900000	28.1
REINO UNIDO	965000	58800000	16.4
Total	4376264	375231000	11.7

NA: Não Disponível

2.4. Raças de cavalos

Uma raça é um grupo de animais cruzados dentro de uma espécie com alguma aparência comum identificável, desempenho, ancestralidade ou história de selecção (Oldenbroek, 2007). As raças são consideradas como as unidades básicas de recursos genéticos em espécies domesticadas. Uma raça está normalmente associada a uma zona ecológica, área geográfica e sistema de cultivo particulares. As raças têm sido desenvolvidas de acordo com as diferenças geográficas e culturais e para satisfazer as necessidades alimentares e agrícolas humanas. (FAO, 2000).

As raças são definidas de formas diferentes:

- "Animais que, através da selecção e da criação, vieram a assemelhar-se uns aos outros e a passar esses traços uniformemente aos seus descendentes".
  (http://www.ani.okstate.edu/breeds/)

---

[3] Fonte: EU Equus, 2001

- "Ou um subgrupo específico de gado doméstico com características externas definíveis e identificáveis que permitem a sua separação por avaliação visual de outros grupos igualmente definidos dentro da mesma espécie, ou um grupo para o qual a separação geográfica e/ou cultural de grupos fenotípicos semelhantes tenha levado à aceitação da sua identidade separada. A raça é frequentemente aceite como termo cultural em vez de um termo técnico". (Lista Mundial de Observação da FAO, 2000)

- "Uma raça ou variedade de homens ou outros animais (ou de plantas), perpetuando as suas características especiais ou distintivas por herança".
(http://www.biology-online.org/dictionary/Breed)

- "Uma raça é um grupo de animais domésticos, denominado assim por comum consentimento dos criadores... um termo que surgiu entre os criadores de gado, criado, pode-se dizer, para seu próprio uso, e ninguém se justifica ao atribuir a esta palavra uma definição científica e ao chamar erradamente os criadores quando se desviam da definição formulada. É a sua palavra e o uso comum dos criadores é o que temos de aceitar como a definição correcta". (Lush, 1994; The Genetics of Populations)

- "Um grupo de animais que foi seleccionado pelo homem para possuir uma aparência uniforme que é hereditária e que os distingue de outros grupos de animais dentro da mesma espécie". (Clutton-Brock, 1987)

Raças Locais: As raças que ocorrem apenas num país. Por exemplo: O Jumli é uma raça de cavalos local do Nepal.

Raças Transfronteiriças: As raças que ocorrem em mais do que um país. As raças transfronteiriças são de dois tipos:

a. **Raças Transfronteiriças Regionais:** As raças transfronteiriças que ocorrem apenas dentro de uma região dos sete continentes. Por exemplo: O Hutsul é uma raça de cavalo transfronteiriça regional encontrada na República Checa, Polónia, Eslováquia, Alemanha, Hungria, Romaina e Ucrânia da Europa.

b. **Raças Transfronteiriças Internacionais:** As raças transfronteiriças que ocorrem em mais do que um continente. Por exemplo: O cavalo árabe é uma raça internacional de cavalos transfronteiriços encontrada nos sete continentes do mundo.

Existem centenas de raças de cavalos distribuídas por todo o mundo. O Banco de Dados Global de Recursos Genéticos Animais (AnGR) da FAO para Alimentação e Agricultura

(FAO, 2007) contém informação sobre um total de 7.616 raças de gado. O número de raças pecuárias relatadas no banco de dados da FAO inclui tanto espécies de mamíferos como de aves. Um total de 786 raças de cavalos foi reportado em Janeiro de 2006, o que representa 10,33 % do número total de raças pecuárias. Excluindo 87 raças de cavalos extintas, existem 570 raças locais, 63 raças transfronteiriças regionais e 66 raças transfronteiriças internacionais. Das 570 raças equinas locais, a Europa reportou o maior número de raças com 269 raças locais seguidas por 38 das 63 raças transfronteiriças regionais. Os outros detalhes são apresentados no Quadro 4.

Quadro 4: Número total de raças de cavalos1 no mundo em 20064

Região Geográfica	Local	Transfronteiriço regional	Transfronteiriço internacional
África	36	7	-
Ásia	141	10	-
A Europa e o Cáucaso	269	38	-
América Latina e Caraíbas	65	5	-
Próximo e Médio	14	0	-
América do Norte	23	3	-
Sudoeste do Pacífico	22	0	-
Mundo	570	63	66

[+] Exclui raças extintas

Desde Junho de 2010, o sistema de base de dados de raças de gado da Universidade Estatal de Oklahoma (OSU) (http://www.ansi.okstate.edu/breeds/horses/) reportou 217 raças de cavalos. Hall e Raune (1993) reportaram 427 raças de cavalos. O Banco de Dados Genéticos de Animais EAAP continha 707 entradas que incluem 110 raças de cavalos (Simon, 1992). O dicionário de gado de Mason (1988) inclui 592 raças de cavalos que também contabilizaram variedades de raças de cavalos. Um estudo diferente que ilustra a grande diversidade de raças de cavalos no mundo é apresentado no Quadro 5 e sugere que existiam 527 raças de cavalos no mundo.

[4] Fonte: The State of the World's Animal Genetic Resources for Food and Agriculture, 2007

Quadro 5: Número de raças de cavalos por região geográfica5

Região Geográfica	Número de raças	Raças em %
África	60	11
Ásia	148	28
Europa	209	40
América Latina/Caraíbas	32	6
Ilhas do Pacífico	30	4
EUA/Canadá	58	11
Total	527	100

Foram desenvolvidas várias raças que ilustram a diversidade das raças. A adaptabilidade tem permitido aos cavalos sobreviver em diferentes ambientes ao longo do tempo e desenvolver características distintivas entre as raças. A raça do cavalo pode ser estabelecida em diferentes tipos dependendo do temperamento (sangue frio, sangue de guerra e puro-sangue); natureza do trabalho (equitação ou corrente de ar); tipo de cavalo (leve, pesado ou póneis); tipo de raça (puro-sangue ou cruzado). Independentemente da classificação das raças de cavalos, estes encontram-se em todas as regiões do globo. Os cavalos de sangue frio ou de tracção são geralmente construídos com corpos profundos, pernas curtas, orelhas pequenas, cabeças grandes, pelagens grossas e temperamentos menos reactivos. Estes são bem adaptados para a conservação de energia e sobrevivência em climas frios. Cavalos de lua ou de cavalo e trotadores são graciosos com pernas longas e finas, casacos finos, cabeças pequenas, orelhas grandes e outras adaptações fisiológicas para ajudar à dissipação de calor. São rápidos, altamente reactivos e duradouros e estão adaptados à vida num ambiente mais quente (Hendricks e Dent, 1995).

2.5. Situação de risco das raças de cavalos

Um total de 1.491 das 7.616 raças relatadas, 20 % foram classificadas como estando em risco. O gado bovino tem o maior número de raças em risco, seguido de 23% para os cavalos. De acordo com Signorello e Pappalardo (2003), 10% das raças domesticadas perderam-se no último século, e outros 20% estão em risco de extinção. Para mais de um terço de todas as raças notificadas, o estatuto de risco não é conhecido devido à falta de dados populacionais ou de informação não fiável que só pode ser estimada (FAO, 2007). Por exemplo, em África e Sudoeste

Pacífico, o tamanho da população não foi relatado para mais de dois terços das populações

5Fonte: A Genética dos Cavalos, 2000

da raça. A falta de conhecimentos dificulta as acções concertadas e a definição de prioridades de conservação. Há várias razões importantes para a classificação do estatuto de risco das raças: singularidade genética (Raune, 2000), elevado grau de perigo (Gandini et. al, 2004), valor económico, cultural, científico, ecológico e atribuição óptima de fundos (Simianer et. al, 2003). No entanto, as perspectivas das raças de qualquer espécie dependem em grande medida das suas funções presentes e futuras nos sistemas pecuários. Quando as circunstâncias mudam, certas raças são postas de lado e são confrontadas com o perigo de extinção, a menos que estratégias alternativas sejam adoptadas (Oldenbroek, 1999).

2.6. Classificação do estatuto de risco da FAO

Crítica: uma raça é classificada como crítica se o número total de fêmeas reprodutoras for inferior ou igual a 100 ou o número total de machos reprodutores for inferior ou igual a cinco; ou o tamanho total da população for inferior ou igual a 120 e decrescente e a percentagem de fêmeas reprodutoras de machos da mesma raça for inferior a 80 %, e não for classificada como extinta (Quadro 6).

Criticamente mantidas: são as populações críticas para as quais existem programas de conservação activa ou as populações são mantidas por empresas comerciais ou instituições de investigação.

Ameaçado de extinção: uma raça é classificada como em perigo se o número total de fêmeas reprodutoras for superior a 100 e inferior ou igual a 1.000 ou o número total de machos reprodutores for inferior ou igual a 20 e superior a cinco; ou se o tamanho total da população for superior a 80 e inferior a 100 e aumentar e a percentagem de fêmeas reprodutoras de machos da mesma raça for superior a 80 %; ou o tamanho total da população é superior a 1.000 e inferior ou igual a 1.200 e decrescente e a percentagem de fêmeas a serem criadas a machos da mesma raça é inferior a 80 %, e não é atribuída a nenhuma das categorias acima (Quadro 6).

Em perigo de extinção: são as populações ameaçadas para as quais existem programas de conservação activa ou as populações são mantidas por empresas comerciais ou instituições de investigação.

Raça em risco: uma raça que tenha sido classificada como crítica, mantida em estado crítico, em perigo, ou em perigo de extinção.

Extinta: uma raça é classificada como extinta quando não há machos reprodutores ou fêmeas reprodutoras restantes. No entanto, o material genético pode ter sido crioconservado, o que permitiria a recriação da raça. Na realidade, a extinção pode ser realizada muito antes da perda do último animal ou material genético (Quadro 6). A extinção é absoluta quando não há embriões restantes (Signorello e Pappalardo, 2003).

Não estão em risco: são as raças para as quais o número total de fêmeas e machos reprodutores é superior a 1.000 e 20 respectivamente; ou o tamanho da população aproxima-se de 1.000 e a percentagem de fêmeas de raça pura está próxima dos 100%, e o tamanho total da população está a aumentar (Quadro 6).

Desconhecida: uma raça para a qual não existem dados disponíveis.

Quadro 6: Estado de risco utilizado pela FAO6

Estado de risco	Fêmeas	Homens	Total de animais reprodutores	Critérios adicionais
Extinto	0 ou	0	-	Impossível restabelecer a raça
Crítico	< 100 ou	< 5 ou -	< 120 e decrescente e < 80 % de reprodução pura -	-
Crítico - mantido	-			Crítico + conservação ou programa de criação comercial
Ameaçado	<1000 ou -	< 20 ou	entre 80 e 100 e em aumento e > 80% de criação pura entre 1000 e 1200 e em diminuição e < 80% de criação pura -	-
Ameaçado - mantido				Em perigo + conservação ou programa de criação comercial
Não em risco	>1000 ou	> 20 ou	>1200 e a aumentar	Outras categorias não se aplicam

Houve 786 raças de cavalos reportadas ao Banco de Dados Global da FAO até 2006. Das 768 raças de cavalos, 272 (35%) eram desconhecidas, 52 (7%) eram críticas, 10 (1%) eram mantidas em estado crítico, 95 (12%) estavam em perigo, 24 (3%) estavam em perigo de manutenção, 246 (31%) não estavam em risco e 87 (11%) eram raças extintas. Entre 87 raças de cavalos extintas, só a Europa reportou 71 raças.

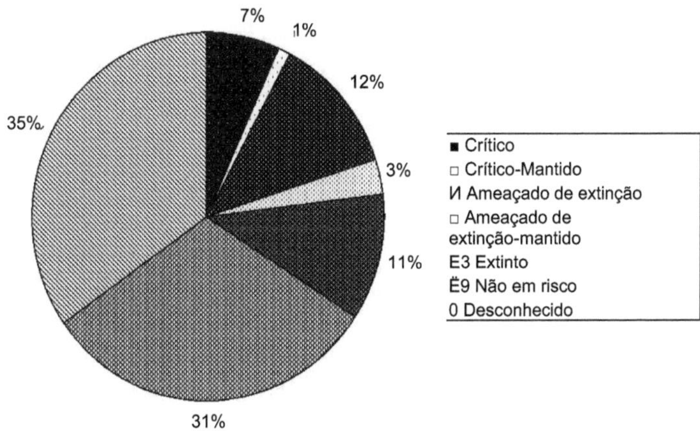

Figura 1: Situação de risco das raças de cavalos no mundo (DAD-IS, 2006)

3. Metodologia

Os dados gerados para este estudo foram obtidos por país ou território ou relativos à delimitação das suas fronteiras ou fronteiras da FAO de países membros do mundo. Os sistemas de base de dados FAOSTAT e DAD-IS da FAO são as principais fontes para o desenvolvimento da informação. Os dados incluídos na base de dados podem ser oficiais, semi-oficiais ou estimados. O sistema de base de dados de Raças de Gado - Universidade Estatal de Oklahoma também foi revisto especialmente durante o estudo das raças de cavalos do mundo. Um Dicionário Mundial de Raças, Tipos e Variedades de Pecuária de I L L Mason (1988) também forneceu uma boa fonte de informação para introduzir as raças de cavalos neste estudo.

3.1 FAOSTAT

http://faostat.fao.org/

A base de dados FAOSTAT foi a principal base para derivar a população de cavalos de 2000 a 2008. O mundo estava dividido em sete continentes: África, Ásia, Europa, América Latina e Caraíbas, América do Norte, Oceânia e América do Sul. Além disso, cada continente foi dividido em sub-regiões e, a partir dessas sub-regiões, foram recolhidos os dados da população equina de cada país. Por exemplo, África foi dividida em África Oriental, Média, Norte, Sul e Ocidental; Ásia foi dividida em Ásia Oriental, Sudeste, Sul Central e Ocidental; Europa em Europa Oriental, Norte, Sul e Ocidental; América Latina e Caraíbas em América Central e Caraíbas e Oceânia em Austrália e Nova Zelândia, Melanésia, Micronésia e Polinésia.

3.2 Divisão da População das Nações Unidas (UNPD)

http://esa.un.org/unpp/index.asp

Perspectivas Populacionais Mundiais: O sistema de base de dados de 2008 da Divisão de População das Nações Unidas foi seguido para determinar a população humana total de cada continente do mundo para o ano 2000, 2005 e 2008. A população humana de cada continente foi avaliada com o sistema de base de dados da UNPD e consequentemente a população mundial de cavalos de cada continente é também avaliada com base no sistema de base de dados FAOSTAT para os anos 2000, 2005 e 2008. Desta forma, foi calculado o cavalo por 1000 pessoas para cada continente e para o mundo.

Cavalos por 1000 pessoas é o número total de cavalos no mundo pelo total da população humana no mundo nos respectivos anos.

3.3 Sistema de Informação sobre Diversidade Animal Doméstica (DAD-IS)

http://dad.fao.org/

O Sistema de Informação sobre Diversidade Animal Doméstica (DAD-IS) é a primeira base de dados dinâmica e multilingue de Recursos Genéticos Animais globalmente acessível. Este sistema de base de dados foi a principal base para gerar as raças e o estatuto de risco dos cavalos para este estudo. Fornece um resumo da informação a nível nacional sobre a origem, população, estatuto de risco, características especiais, morfologia e desempenho das raças dos países membros da FAO. Contém mais de 14.000 populações nacionais de raça de 35 espécies de 181 países. Além da informação a nível de raça, fornece uma biblioteca virtual contendo um grande número de documentos técnicos e políticos seleccionados, incluindo ferramentas e directrizes para a investigação relacionada com os recursos genéticos animais.

3.4 Base de Dados de Raças de Gado - Universidade Estatal de Oklahoma

http://www.ansi.okstate.edu/breeds/horses/

O Departamento de Ciência Animal da Universidade Estatal de Oklahoma tem mantido o sistema de base de dados de raças de gado desde 1995 como um recurso educativo e informativo sobre raças de gado em todo o mundo. Este sistema de base de dados é utilizado para avaliar o número de raças de cavalos para este estudo. Fornece uma breve descrição das raças de cavalos em termos de origem, distribuição, características típicas, usos e estatuto populacional. Apresenta a informação de 217 raças de cavalos de 1.063 raças de gado em todo o mundo.

4. Resultados

4.1. Populações de cavalos no mundo

A população mundial de cavalos foi analisada a partir da base de dados FAOSTAT de 2000 a 2008. A partir de Março de 2010, a população mundial de cavalos era de 58,7 milhões de indivíduos em 2008. Este número inclui dados oficiais ou semi-oficiais ou estimativas, dependendo dos relatórios dos países membros da FAO. De acordo com os dados do FAOSTAT 2008, a América do Sul tem o maior número de cavalos com 15 milhões, seguida pela Ásia com 13,9 milhões, América do Norte com 9,9 milhões, América Latina com 8,7 milhões, Europa com 6,4 milhões, África com 4,5 milhões e Oceânia com o menor número de cavalos 0,4 milhões.

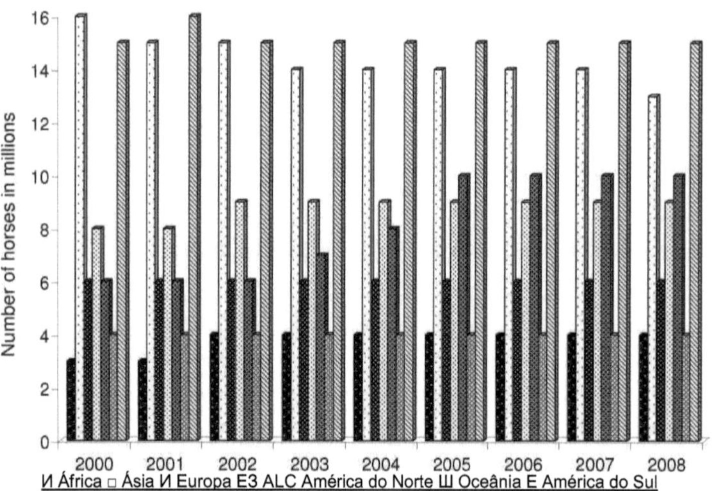

Fig 2a: População global de cavalos por continente (FAOSTAT, 2010)

A tendência dos números da população mundial varia de 2000 a 2008. O número global mostra que a população de cavalos está a aumentar, apesar de uma diminuição em 2002. Por continente, os números estão a diminuir na Ásia, Europa e América do Sul de 2000 a 2008. Os outros continentes mostram uma tendência crescente. Os números totais para 2000 e 2001 foram de 57,1 milhões mas diminuíram para 56,1 milhões no ano 2002 e aumentaram para 58. 8 milhões em 2008. A população de cavalos do mundo e por continente de 2000 a 2008 é apresentada no Quadro 7 e mostrada nas Figuras 2a e 2b.

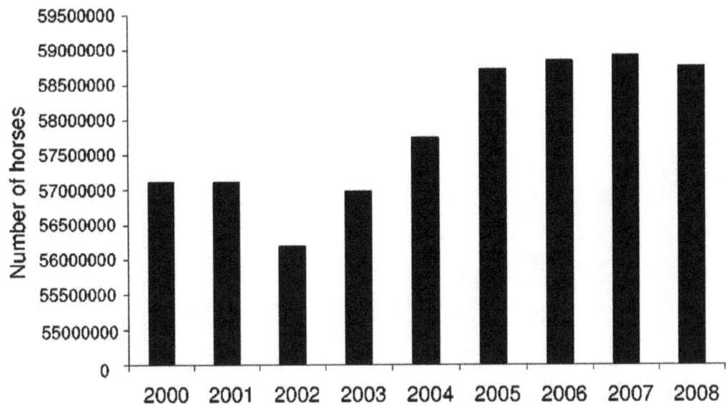

Figura 2b: População de Cavalos no Mundo (FAOSTAT,
2010)

A população de cavalos em África aumentou gradualmente de 3,6 milhões em 2000 para
4,5 milhões em 2008 (Figura
3).

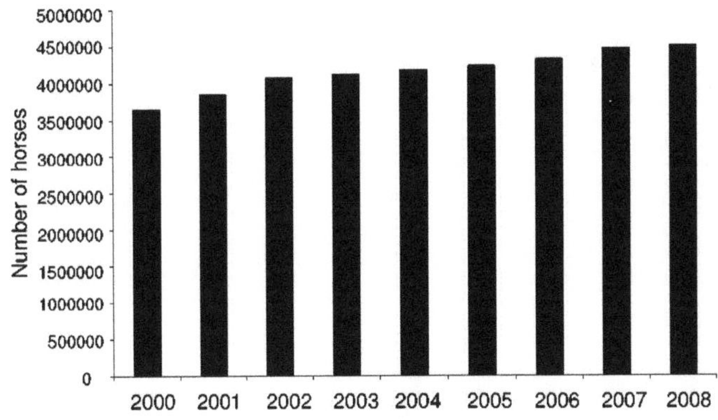

Figura 3: População de cavalos em África (FAOSTAT,
2010)

Na Ásia, a população diminuiu gradualmente de 16,6 milhões em 2000 para 13,8 milhões

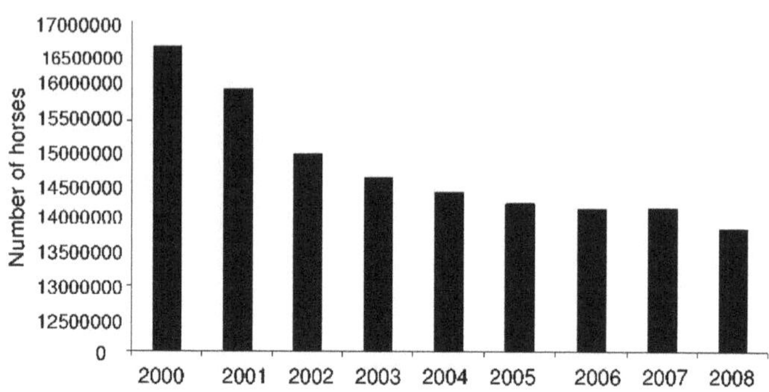

em 2008 (Figura 4).

Fig 4: População de cavalos na Ásia (FAOSTAT, 2010)

Na Europa, a população de cavalos diminuiu de 6,9 milhões em 2000 para 6,3 milhões em 2007, mas aumentou para 6,4 milhões em 2008 (Figura 5).

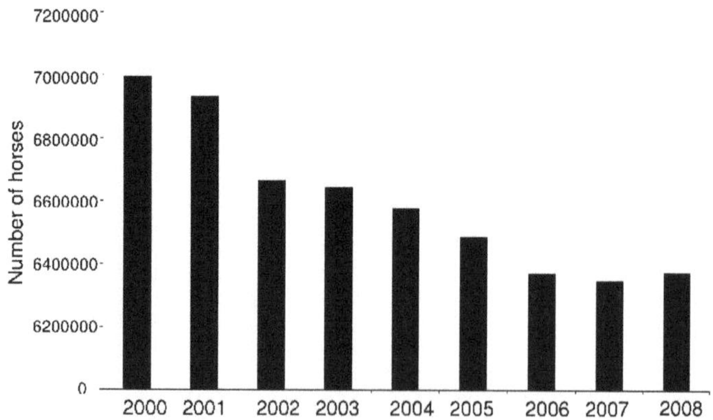

Fig 5: Horse Population of Europe (FAOSTAT, 2010)

Na América Latina e Caraíbas, a tendência está a aumentar lentamente de 8,4 milhões em 2000 para 8,7 milhões em 20008 (Figura 6).

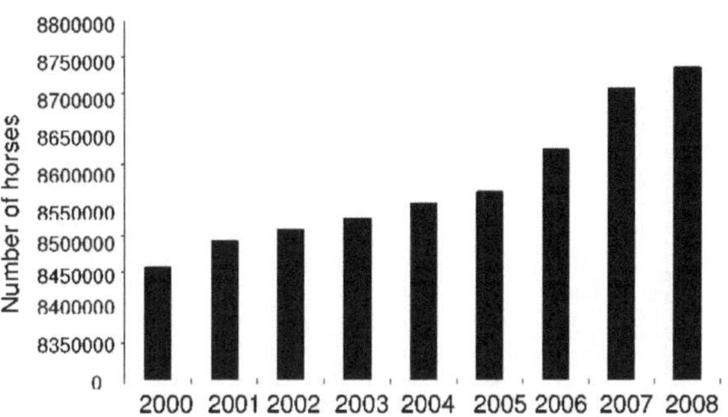

Fig 6: População equestre da América Latina e Caraíbas (FAOSTAT, 2010)

A população de cavalos na América do Norte aumentou de 5,6 milhões em 2000 para 9,8 milhões em 2008 (Figura 7).

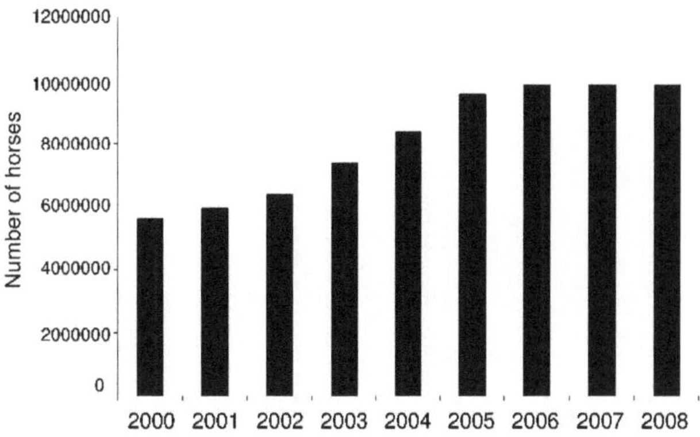

Fig 7: População equestre da América do Norte (FAOSTAT, 2010)

A Oceânia tem o menor número de cavalos com 0,36 milhões em 2000, mas a população aumentou para 0,41 em 2008 (Figura 8).

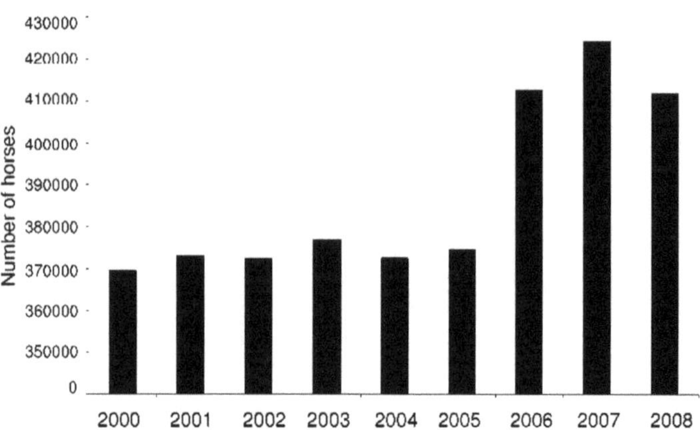

Fig 8: População de cavalos na Oceânia (FAOSTAT, 2010)

A América do Sul tem o maior número de cavalos. A tendência flutuou de 15,3 milhões em 2000 para 15 milhões em 2008 (Figura 9).

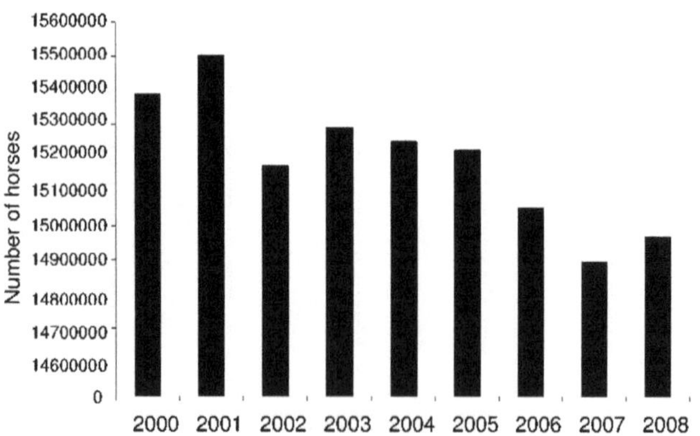

Fig 9: População de cavalos na América do Sul (FAOSTAT, 2010)

Quadro 7: Número de cavalos por continente a partir de 2000 O 2008

Continentes	2000	2001	2002	2003	2004	2005	2006	2007	2008
África	3647853	3852104	4085271	4129953	4190489	4240612	4336388	4480177	4519216
Ásia	16629500	15986920	15001551	14635979	14424171	14256852	14169783	14191428	13870140
Europa	6997448	6933720	6667045	6642281	6578171	6489242	6371427	6347509	6374740
América Latina e Caraíbas	8456949	8493614	8508420	8525068	8545916	8562285	8621220	8708120	8736320
América do Norte	5626038	5971031	6386048	7386062	8386060	9586060	9886060	9886050	9886150
Oceânia	369589	373099	372460	377011	372680	374657	412793	424321	411956
América do Sul	15389515	15503238	15177920	15290113	15249911	15225273	15053992	14894674	14971649
Mundo	57116892	57113726	56198715	56986467	57747398	58734981	58851663	58932279	58770171

Fonte: FAOSTAT, 2010 (Citado em 20 de Maio, 2010)

4. 2. Cavalos por 1000 pessoas no mundo

O número de cavalos por 1000 pessoas é comparado para 2000, 2005 e 2008 são respectivamente 9,4, 9,1 e 8,7 cavalos por 1000 pessoas no mundo. A América Latina e as Caraíbas têm o maior número de cavalos por pessoa, ou seja, 45,7 cavalos por 1000 pessoas. A Ásia tem o número mais baixo, com 3,4 cavalos por 1000 pessoas. Na América do Norte, há um aumento acentuado de 17,7 em 2000 para 28,7 em 2005 e manteve-se constante em 2008. Em África, houve um ligeiro aumento de 4,5 em 2000 para 4,6 em 2005, mas a tendência permaneceu constante para 2008. Na Europa, houve uma diminuição de 9,6 em 2000 para 8,9 em 2005 e para 8,7 em 2008. Na América Latina e Caraíbas, houve também uma diminuição de 48,7 em 2000 para 46,4 em 2005 e para 45,7 em 2008. Na América do Sul, houve uma tendência semelhante, com números a descer de 44,3 em 2000 para 41,0 em 2005 e para 38,9 em 2008. Na Ásia, os números baixaram de 4,5 em 2000 para 3,7 em 2005 e para 3,4 em 2008. Na Oceânia, os números diminuíram de 11,9 em 2000 para 11,1 em 2005, mas aumentaram para 11,8 em 2008. Os números respectivos são mostrados na Figura 10 e apresentados no Quadro 8.

Quadro 8: Cavalos por 1000 pessoas em 2000, 2005 & 2003

Continentes	Cavalos por Continente			População humana (em 1000)			Cavalos por 1000 pessoas		
	2000	2005	2008	2000	2005	2008	2000	2005	2008
África	3647853	4240612	4519216	819463	921073	987091	4.5	4.6	4.6
Ásia	16629500	14256852	13870140	3698295	3936535	4075309	4.5	3.7	3.4
Europa	6997448	6489242	6374740	726567	729420	731568	9.6	8.9	8.7
América Latina & Caraíbas	8456949	8562285	8736320	173821	184854	191209	48.7	46.4	45.7
América do Norte	5626038	9586060	9886150	318 654	335175	345053	17.7	28.7	28.7
Oceânia	369589	374657	411956	31160	33559	34937	11.9	11.1	11.8
América do Sul	15389515	15225273	14971649	347407	371658	384892	44.3	41	38.9
Mundo	57116892	58734981	58770171	6115367	6512274	6750059	9.4	9.1	8.7

Fonte: FAOSTAT e UNPD, 2010 (Citado em 28 de Maio, 2010)

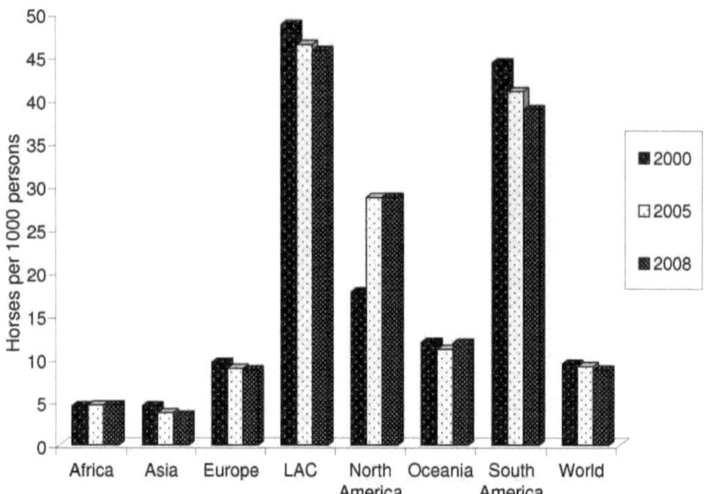

Figura 10: Cavalos por 1000 pessoas no mundo (FAOSTAT e UNPD, 2010)

4.1 As raças de cavalos no mundo

Existem 784 raças de cavalos no mundo a partir dos dados citados a partir da base de dados da FAO: DAD-IS mais recente em 12 de Junho de 2010. Das 784 raças, 655 eram raças locais, 62 raças transfronteiriças regionais e 67 raças transfronteiriças internacionais. A proporção de raças de cavalos transfronteiriças locais, regionais e internacionais é apresentada nas Figuras 11 e 12. No mundo, 83,5% eram raças locais, 8% eram raças transfronteiriças regionais e 8,5% eram raças transfronteiriças internacionais. Em todas as regiões do globo, as raças locais eram muito mais numerosas, enquanto as raças transfronteiriças regionais e internacionais eram igualmente bastante pequenas em número. Em todos os aspectos, a Europa é de longe superior às outras regiões no que diz respeito ao número total de raças de cavalos e ao número de raças locais e transfronteiriças. No entanto, o número de raças de cavalos locais na Ásia foi também notável. Curiosamente, a América Latina e as Caraíbas tinham o maior número de cavalos do mundo, mas também o menor número de raças. As raças de cavalos transfronteiriças regionais eram relativamente numerosas na Europa e na Ásia, em comparação com outros continentes. A Europa e a Oceânia tinham um número significativo de raças de cavalos transfronteiriças internacionais.

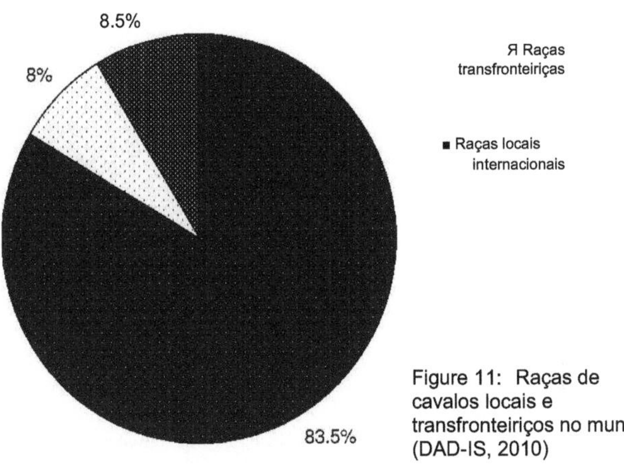

Figure 11: Raças de cavalos locais e transfronteiriços no mundo (DAD-IS, 2010)

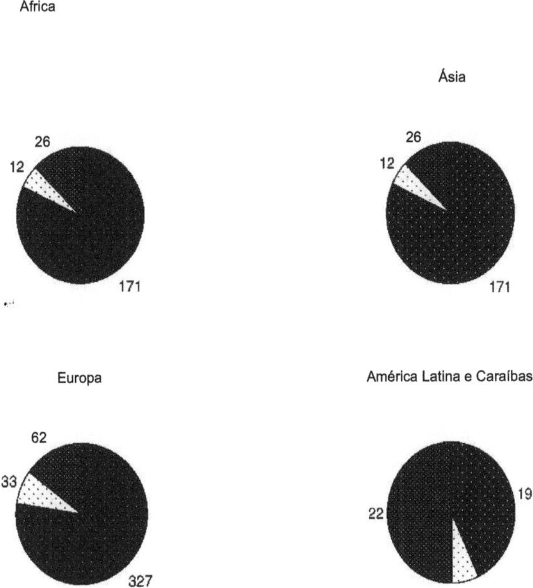

Nota: As raças transfronteiriças internacionais são contadas mais de uma vez em cada região,

América do

Oceânia

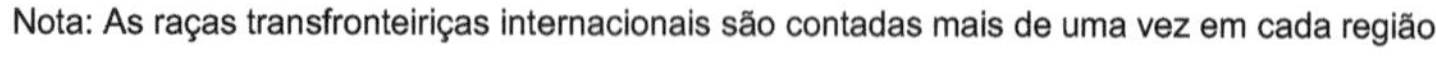
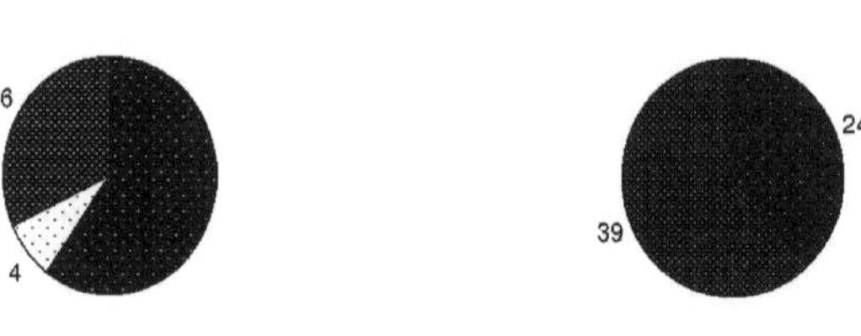

América do Sul

uma vez que ocorrem em pelo menos dois países

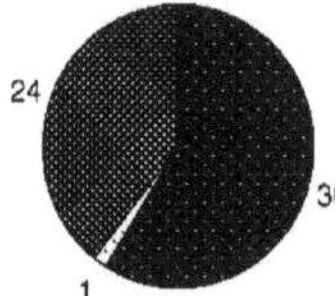

Figure 12: Raças de cavalos locais e transfronteiriços por continentes (DAD-IS, 2010)

O estatuto global das raças de cavalos transfronteiriças locais, regionais e internacionais é apresentado no Quadro 9. As raças transfronteiriças internacionais foram contabilizadas mais de uma vez em cada região onde ocorreram. Por exemplo, o cavalo árabe está distribuído por todos os continentes, pelo que esta raça foi contabilizada em todos os sete continentes. A Europa reportou o maior número de raças de cavalos do mundo, seguida pela Ásia. A Europa constitui mais de metade de todas as raças de cavalos com 327 raças de cavalos locais, 33 regionais e 62 relataram raças de cavalos transfronteiriças internacionais. Na Ásia havia 171 raças de cavalos locais, 12 regionais e 20 transfronteiriças internacionais. A África reportou 48 raças locais e 9 raças transfronteiriças regionais com um número significativo de 26 raças transfronteiriças internacionais. A América do Sul foi seguida de perto com 36 raças locais, 1 raça regional e 24 raças transfronteiriças internacionais. A América do Norte reportou 30 raças locais, 4 regionais e 16 internacionais transfronteiriças. A Oceânia reportou 24 raças locais e nenhuma raça de cavalos transfronteiriços regionais, mas um número significativo de 39 raças de cavalos transfronteiriços internacionais. A América Latina e Caraíbas reportaram 19 raças equinas locais, 3 regionais e 22 internacionais transfronteiriças.

Quadro 9: Número de raças de cavalos no mundo em 20087

Continentes	Local	Regional Transfronteiriço	Internacional Transfronteiriço1".
África	48	9	*26*
Ásia	171	12	*20*
Europa	327	33	*62*
América Latina e Caraíbas	19	3	*22*
América do Norte	30	4	*16*
Oceânia	24	0	*39*
América do Sul	36	1	*24*
Mundo	655	62	67

[1 As] raças transfronteiriças internacionais foram contadas mais de uma vez em cada região, uma vez que ocorreram em pelo menos dois países

12.4. Tipo de raças de cavalos no mundo

Os resultados deste estudo (Figura 13) mostram que os cavalos árabes ocupam 6 % das raças de cavalos toal. Os cavalos de Warmblood ou de equitação ou cavalos leves partilham 18 %, enquanto os cavalos de sangue frio ou de tracção contribuem com 22 % do total das raças de cavalos. Os póneis representam 20 % das raças de cavalos relatadas. Os Trotters e os cavalos de raça pura ou de corrida contribuem com 3% cada um para o total das raças de cavalos. A maioria das raças de cavalos relatadas, ou seja, 28%, são raças desconhecidas.

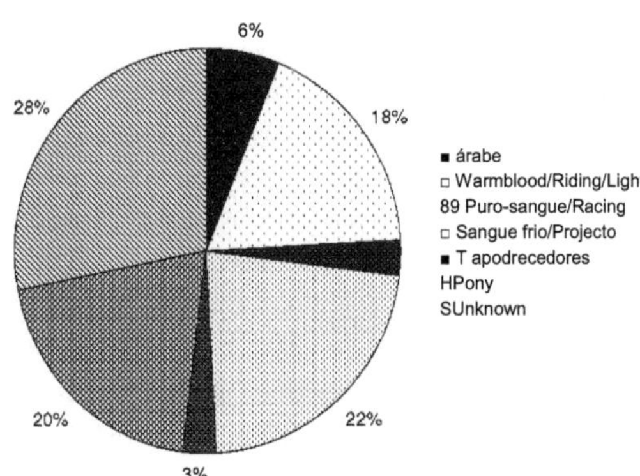

Figura 13: Tipo de raças de cavalos no mundo (DAD-IS, 2008; Raças de Gado, 1995)

⁷DAD-IS, 2010; citado em 12 de Junho, 2010

O cavalo árabe: Um cavalo versátil de raça widley distribuído em todo o mundo. 59 países no mundo relataram esta raça (Quadro 10). Estão a ser amplamente utilizados em diferentes disciplinas do desporto equestre.

Puro-sangue: Um cavalo ligeiro widley distribuído em todo o globo. 45 países relataram esta raça. São muito populares para as corridas de cavalos.

Cavalo quarto de cavalo: 28 países reportaram esta raça. É a raça mais popular nos EUA e widley utilizada para corridas.

Cavalo islandês: Uma raça autóctone local de origem nórdica distribuída em 9 países do mundo. Uma grande população desta raça existe na Europa e na América do Norte. Trata-se de um cavalo de cinco cavalos de raça à espera, utilizado para a prática de desporto equestre.

Projecto belga: É um projecto de raça de cavalo originário da Bélgica e é relatado por 12 países do mundo. É utilizado principalmente para a corrente de ar.

Cavalo de fiorde: Um pequeno projecto de raça de cavalo da Escandinávia relatado por 11 países do mundo. É utilizado principalmente como cavalo de quinta, e no desporto.

Lippizaner: Uma raça originária da Europa Central e distribuída por todo o mundo. Esta raça foi reportada em 18 países, mais ricos da Europa. É muito popular como um cavalo de dressage.

Lusitano: Um cavalo leve de raças relatadas de 11 países do mundo. É utilizado principalmente no desporto.

Haflinger: Um pequeno cavalo de projecto originário da Áustria e distribuído em 19 países do mundo. É utilizado principalmente para trabalhos de rascunho e hoje em dia no desporto.

Percheron: Um projecto de raça de cavalo distribuído em 15 países de todo o mundo. É principalmente utilizada para trabalhos de rascunho, carne e no desporto.

Póneis: Diferentes raças de póneis são distribuídas a fundo no globo. Algumas das interessantes raças de póneis são:

- **Pónei Shetland: É uma** das mais antigas, mais pequenas e mais populares raças de pónei distribuídas em 17 países de todo o mundo. São utilizados especialmente para crianças para montar e conduzir e como póneis de prazer ou de hobby.
- **Pónei galês:** 14 países relataram esta raça. São principalmente utilizados para desporto e equitação.

Cavalos de Warmblood: Um cavalo leve originado principalmente da Europa. Alguns dos cavalos de guerra interessantes são:

- **Hanoveriano:** Uma nobre raça de cavalos de guerra originários da Alemanha e distribuídos em 12 países do mundo. É principalmente utilizado para adestramento, saltos de exposição, eventos e equitação de lazer.
- **Oldenburg:** Uma raça de cavalo de guerra relatada de 5 países do mundo e é principalmente utilizada para adestramento e saltos de exposição.
- **Holstein:** Uma das raças de cavalos de guerra mais antigas relatadas de 4 países do mundo e é utilizada principalmente para adestramento e salto de exposição.
- **WB belga, dinamarquês, holandês e sueco:** cada um deles é reportado de 3 países diferentes e é utilizado principalmente para adestramento, saltos de exposição e eventos.

Quadro 10 : Raças mais comuns por continentes8

Europa		América do Norte	
Raças de cavalos	CR	Raças de cavalos	CR
árabe	25	Cavalo de Sela	2
Puro-sangue	16	Trotador Americano	2
Haflinger	13	Appaloosa	2
Pónei galês	11	Quarto de Cavalo	2
Lipizzaner	10	Kanata Pony	2
Shetland Pony	9	Morgan	2
América Latina e Caraíbas		**América do Sul**	
Raças de cavalos	CR	Raças de cavalos	CR
Quarto de Cavalo	7	Puro-sangue	8
árabe	6	Quarto de Cavalo	7
Criollo	6	árabe	6
Andaluza	6	Percheron	5
Puro-sangue	5	Appaloosa	4
Ásia		**África**	
Raças de cavalos	CR	Raças de cavalos	CR
árabe	11	árabe	8
Puro-sangue	8	Puro-sangue	7
Akhal-Teke	3	Árabe-Barb	6
Adaev	3	Barb	6
Bhotia Pony	3	Dongola	3

Oceânia

Raças de	CR
árabe	2
Cáspio	2

CR: Países que apresentam relatórios

12.5. Situação de risco das raças de cavalos no mundo

As raças classificadas como "em risco" incluem raças críticas, mantidas em estado crítico, em perigo ou em perigo de manutenção. Uma proporção recente do estatuto de risco das raças de cavalos no mundo é mostrada na Figura 14. 177 raças de cavalos (22,6 %) estão em situação de risco no mundo. Entre

---

'DAD-IS, 2008

As raças em risco, 6,6%, 1,4%, 11,4% e 3,2% das raças de cavalos estão em estado crítico, em estado de manutenção crítica, em perigo e em perigo de manutenção, respectivamente. Actualmente, mais do que cada raça de cavalo de 1/5 de raça está em risco. Um total de 90 raças de cavalos estão extintas do mundo. As raças extintas não estão listadas em risco porque já não há machos ou fêmeas reprodutores. O número total de raças de cavalos que não se encontram em risco é de 31,8%. 268 raças têm um estatuto desconhecido. Isto é devido à falta de dados ou indisponibilidade de números populacionais.

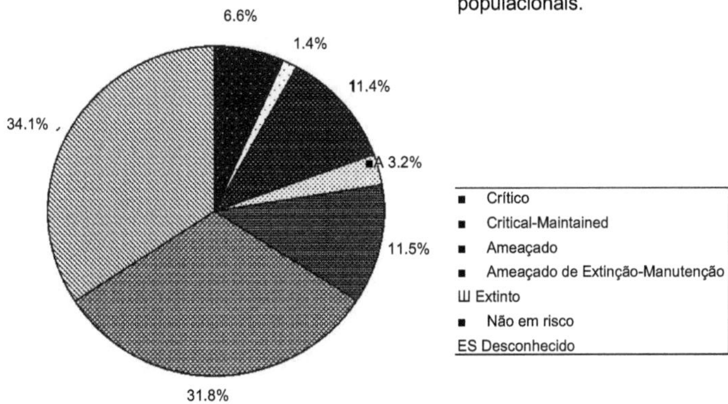

Figura 14: Proporção do estatuto de risco das raças de cavalos no mundo (DAD-IS, 2010)

Quadro 11: Distribuição do estatuto de risco das raças de cavalos no mundo9

Estado de risco	África	Ásia	Europa	ALC	Norte América	Oceânia	Sul América	ITB	Mundo
Crítico	2	4	42	0	0	0	1	3	52
Crítico - Manutenção	0	6	5	0	0	0	0	0	11
Ameaçado	7	10	57	1	4	1	1	8	89
Ameaçado - mantido	0	2	22	0	0	0	1	0	25
Extinto	6	5	70	0	8	1	0	0	90
Não em risco	9	70	101	2	7	1	12	47	249
Desconhecid	33	86	63	19	15	21	22	9	268
Total	57	183	360	22	34	24	37	67	784

[9] Fonte: DAD-IS, 2010; citado em 15 de Junho, 2010

A Europa tem a maior proporção de raças de cavalos extintas e "em risco". A Europa tem também um número mais elevado de raças de cavalos críticos e em risco de extinção do que outras regiões. Apenas a Ásia e a Europa têm raças de cavalos em perigo de extinção. Apenas a Ásia, a Europa e a América do Sul têm raças de cavalos em perigo de extinção. A América Latina e Caraíbas, América do Norte e Oceânia não têm raças de cavalos de importância crítica. A Ásia registou a maior percentagem de raças de cavalos que não estão em risco. A Oceânia tem a maior proporção de raças de cavalos classificadas como tendo um estatuto de risco desconhecido. A Europa reportou uma baixa proporção de raças equinas classificadas como sendo de estatuto desconhecido.

4.6. Situação de risco de algumas raças transfronteiriças

O estatuto de risco das diferentes raças de cavalos transfronteiriças varia em função dos países onde estão presentes e são relatadas.

O cavalo árabe: O cavalo árabe é uma raça crítica na Finlândia, Roménia, Sérvia e Eslovénia; uma raça em perigo de extinção no Egipto, Irão, Irlanda, Japão, Eslováquia, Síria e Tunísia; uma raça em perigo de extinção na Áustria e Polónia e não em risco em Albaina, França, Alemanha, Iraque, Holanda, Rússia, Suécia, Turquia e Reino Unido. Os outros países restantes listaram-nas como tendo um estatuto desconhecido.

Puro-sangue: O puro-sangue é uma raça crítica na Finlândia e Itália; uma raça em perigo na Grécia, Quirguizistão, Holanda, Sérvia, Eslováquia, Eslovénia e Tunísia; uma raça em perigo na Indonésia e Polónia e uma raça sem risco em Chipre, Dinamarca, França, Irlanda, Japão, Rússia e Suécia. Os outros países ainda notificados listaram-nas como tendo um estatuto desconhecido.

Quarter horse: O Quarter horse é uma raça em perigo na África do Sul e Suécia e uma raça sem risco no Brasil, Canadá, Reino Unido e EUA. Os restantes países declarados listaram-nas como tendo um estatuto desconhecido.

Projecto belga: O projecto belga é uma raça em perigo na Dinamarca e França; uma raça em perigo de extinção no Luxemburgo e não em risco de extinção na Bélgica. Os restantes países declarados listaram-nas como tendo um estatuto desconhecido.

Pónei Shetland: O pónei Shetland é uma raça em perigo de extinção na República Checa, Finlândia, França e EUA e uma raça sem risco na Dinamarca, Alemanha, Holanda, Suécia e Reino Unido. Os restantes países declarados listaram-nos como tendo um estatuto desconhecido.

Lippizaner: O Lippizaner é uma raça crítica na Bélgica, República Checa, França, Alemanha e Reino Unido; uma raça de manutenção crítica na Áustria; uma raça em perigo de extinção na Itália, Roménia, Eslováquia e Suécia e uma raça em perigo de extinção na Croácia, Hungria e Eslovénia. Os outros países declarados listaram-nas como tendo um estatuto desconhecido.

Cavalo islandês: O cavalo islandês é uma raça crítica na Finlândia; uma raça em perigo na França e Eslovénia; uma raça não em risco na Islândia e Suécia e de estatuto desconhecido na Austrália, Bélgica e Reino Unido.

Cavalos de Warmblood: O estatuto de risco da maioria dos cavalos de Warmblood europeus ou não estão em risco ou são desconhecidos. As excepções são o Hanoveriano, uma raça crítica na Ucrânia e Oldenburg, uma raça em perigo de extinção na Dinamarca.

5. Discussão

Os cavalos estão distribuídos globalmente em todos os sete continentes. Os interesses nos cavalos e na indústria equestre estão a aumentar de dia para dia. Nos últimos dez anos, o desenvolvimento da indústria equestre parece ter sido orientado para a diversificação e não para o crescimento (EU Equus, 2009). As preocupações relativas à necessidade de dados fiáveis sobre os cavalos no mundo têm de ser abordadas. A informação ou conhecimento sobre a população equina, as raças e a sua distribuição é fundamental para estudos epidemiológicos, económicos, genéticos e de estatuto de risco (EU Equus, 2001). Em comparação com outras espécies de mamíferos de gado, os cavalos são menos numerosos porque não são considerados como sendo apenas animais produtores de alimentos como o gado bovino, que produzem leite ou carne, pelo que existe um grande interesse em manter o gado, pelo que a sua população é muito grande. Sem dúvida que o poder dos cavalos tem um grande papel na agricultura e na silvicultura. Os animais de trabalho fornecem mais de 50% das necessidades mundiais de energia agrícola, enquanto os motores de combustão interna fornecem menos de 30%. A percentagem restante fornecida pela energia humana (Wilson, 2003).

Antes da urbanização e do desenvolvimento económico do poder de combustão interna, os animais de trabalho eram os fornecedores de energia nos países em desenvolvimento (Swann, 2006). Nos países em desenvolvimento continuam a ser o bom meio de transporte. Pearson (1999) estimou que 51 % dos 921 milhões de bovinos, 35 % dos 135 milhões de búfalos, 65 % dos 43 milhões de cavalos, 87 % dos 43 milhões de burros, 70 % dos 14 milhões de mulas e 15 % dos 19 milhões de camelos foram utilizados para o trabalho nos países em desenvolvimento em 1994. São também utilizados como fonte de carne. A produção total de carne de cavalo no mundo em 2008 foi de 752,9 toneladas (FAO, 2010). O consumo total de carne de cavalo na UE ascendeu a 168 toneladas em 1998 (EU Equus, 2001). A popularidade dos cavalos nos dias de hoje deve-se ao facto de estarem a ser amplamente desenvolvidos como animais de companhia desportiva ou de recreio. O desporto equestre tem sido incluído nos Jogos Olímpicos desde 1912 em disciplinas tais como saltos, adestramento e disciplinas de eventos (FEI, http://www.horsesport.org/). Os desportos hípicos são muito comuns na Europa e na América do Norte. Para além destes, o comércio e a criação de equinos também desempenham um papel significativo na indústria equina.

A contribuição do número de cavalos para o número total de espécies de mamíferos de gado no mundo é de apenas 1,2%, enquanto o gado bovino com 29,5% tem a maior contribuição, seguido do ovino com 23,7%, do suíno com 20,7% e do caprino com 19% (FAO, 2010). A tendência da população mundial de cavalos aumenta constantemente de 2000 a 2008, excepto no que diz respeito ao número em 2002. Não estão a ser realizados estudos para determinar a razão para os 32

declínio da população mundial de cavalos em 2002. Este aumento do número de cavalos ou aumento do interesse pelo sector equestre deve-se ao desenvolvimento de novas utilizações equestres e desportivas.

Na Ásia, o número de cavalos diminuiu de 16,6 milhões em 2000 para 13,8 milhões em 2008 devido à mecanização e criação selectiva para cavalos de desporto de elite (Alderson L, 2010; Contacto Pessoal na FAO, Roma). Os cavalos são utilizados principalmente para fins de tracção na Ásia. Esta é uma das razões pelas quais a Ásia tem o grande número de cavalos. Na Europa, o número de cavalos para 2008 foi de 6,3 milhões, o que é muito inferior ao número de 2000, que é de 6,9 milhões. A secção de Saúde e Bem-Estar Animal da Direcção - Geral de Saúde e Consumidores da Comissão Europeia (2010) informou que provavelmente não existem mais de 6 milhões de equinos na Europa. Estes dados fornecidos pela Comissão Europeia são um pouco surpreendentes para os resultados deste estudo, que mostram que existem 6,3 milhões de cavalos na Europa. A razão é que a Comissão Europeia apenas mantém os registos para os países membros da União Europeia e não para toda a Europa. O número de cavalos na União Europeia em 2000 foi de 4,3 milhões (EU Equus, 2001) e em 2009 foi de 5,8 milhões (EU Equus, 2009). Este estudo reflecte que existem 6,9 milhões de cavalos em toda a Europa.

A tendência populacional para a África, América do Norte. A Oceânia e a América Latina e Caraíbas está a aumentar. Especialmente os Estados Unidos contribuem com um maior número de cavalos no mundo, ou seja, 9,5 milhões de cavalos na América do Norte (FAO, 2008). Este valor é surpreendentemente semelhante aos dados do próprio estudo do American Horse Council, que relatou que o número de cavalos nos EUA era de 9,2 milhões (AHC, 2008). O número para a América do Sul mostra uma tendência de diminuição da população.

O número de cavalos por 1000 pessoas no mundo é de 8,7 para 2008. Esta tendência também está a diminuir quando se comparam os dados de 2000 e 2005, que são 9,4 e 9,1 respectivamente. Existe uma correlação negativa entre o número de cavalos por pessoa diminui e o número total de pessoas no mundo, ou seja, à medida que a população humana global aumenta. A população de cavalos está a aumentar constantemente de 57,1 milhões em 2000 para 58,8 milhões em 2008, mas a população humana está a aumentar rapidamente de 6,1 mil milhões em 2000 para 6,7 mil milhões em 2008. O número de cavalos por pessoa está a aumentar ligeiramente em África, uma vez que a população de cavalos também está a aumentar e a população humana está simultaneamente a aumentar. Na Ásia, a população de cavalos está a diminuir e a população humana está a aumentar, pelo que o número de cavalos por 1000 pessoas está a diminuir. O número de cavalos por 1000 pessoas em 33

A Europa também está em declínio. A razão por detrás disto é que à medida que a população de cavalos está a diminuir e a população humana está a aumentar. Mas a UE Equus (2001 & 2009) reportou 11,7 e 16,6 cavalos por 1000 pessoas nos países da UE.

O número de cavalos por 1000 pessoas para a América Latina e Caraíbas e América do Sul é bastante elevado em comparação com outros continentes, porque estes continentes têm um grande número de cavalos de trabalho. Em ambos estes continentes, o número de cavalos por 1000 pessoas também está a diminuir, uma vez que a população humana está a aumentar rapidamente, apesar do aumento do número de cavalos na América Latina e Caraíbas e da diminuição na América do Sul. A América do Norte tem um número crescente promissor porque o número de cavalos está a aumentar significativamente juntamente com um aumento paralelo da população humana, enquanto que a Oceânia tem um número flutuante.

O conceito de raça pode ser interpretado de diferentes maneiras. De acordo com Bowling e Ruvinsky (2000), as raças são os componentes básicos dos recursos genéticos animais nas espécies pecuárias. Diferem umas das outras porque cada raça tem um conjunto diferente de combinações genéticas que é distinto e constantemente repetível em toda a população da raça. De acordo com Groeneveld et al. (2010), as raças são a unidade de conservação que deixa o chão para percepções subjectivas da sua singularidade. Uma raça abrange grupos de animais com características semelhantes que dependem da área geográfica e da origem e é uma entidade cultural e não biológica ou técnica, de acordo com Eding (2008). A maioria das raças de animais domésticos do mundo encontram-se em países em desenvolvimento e as raças desses países têm sido menos bem caracterizadas (Mason and Crawford, 1993). Adicionalmente, as oportunidades e desafios para os recursos genéticos animais nos países em desenvolvimento têm sido correspondentemente negligenciados

(Notter, 1999).

As diferentes raças de cavalos são distribuídas por todo o mundo. Mais de quatro quintos das raças de cavalos são raças locais, enquanto que as raças de cavalos transfronteiriças regionais e internacionais são bastante semelhantes. A densidade das raças de cavalos é bastante diferente da de outros animais de pecuária. As raças de cavalos representaram 10,3% do total de raças de gado no mundo (FAO, 2007). A partir dos resultados deste estudo, 784 raças de cavalos são relatadas no mundo. Entre 784 raças, 655 (83,5%) são raças locais, 62 (8%) são raças transfronteiriças regionais e 67 (8,5%) são raças transfronteiriças internacionais. A FAO (2007) reportou 786 raças de cavalos, o que está bastante próximo dos resultados deste estudo. Das 786 raças de cavalos comunicadas pela FAO, 570 (72,5%) são locais, o que não representa 87 (11%) das raças extintas, 63 (8%) das raças transfronteiriças regionais e 66 (8,4%) das 34 raças transfronteiriças internacionais. A diversidade de raças difere acentuadamente sendo a Europa a que tem o maior número e a América Latina e Caraíbas o menor número de raças de cavalos do mundo.

A Europa relatou metade de todas as raças de cavalos locais do mundo, que são muito mais numerosas do que noutros continentes. Um padrão semelhante foi observado para as raças de cavalos transfronteiriças regionais e internacionais na Europa. A Europa tem o maior número de raças de cavalos transfronteiriças internacionais do mundo. O grande número de raças de cavalos na Europa é o reflexo do estado mais avançado de registo e caracterização de raças (FAO, 2007). A maioria das raças europeias são bem definidas, distintas e em grande parte isoladas geneticamente (Hoffmann, 2010). A outra razão poderia ser que a Europa está a actualizar e a relatar os factos sobre os dados relativos às raças de cavalos a intervalos regulares, em comparação com outros continentes. Hall e Raune (1993) declararam que 38% das raças de animais de criação do mundo são relatadas a partir da Europa. A Genetics of Horses (2000) mencionou que 40 % das raças de cavalos do mundo são da Europa.

A Ásia registou 26 % das raças de cavalos locais do mundo e o número de raças de cavalos transfronteiriças regionais e internacionais também foi promissor. A África reportou 7 % e 14,5 % das raças equinas transfronteiriças locais e regionais, respectivamente. A Ásia e a África contribuem com 28% e 11% das raças equinas mundiais respectivamente (The Genetics of Horses 2000). Hall e Raune (1993) relataram que 27% e 13% das raças de animais de criação do mundo são da Ásia e da África, respectivamente. Devido à falta de recursos técnicos e humanos para o registo e caracterização da raça, a proporção de raças de cavalos é menor na Ásia e África.

A América do Norte comunicou apenas 4,5% e 6,5% do total de raças de cavalos transfronteiriços locais e regionais. No entanto, os números relativos às raças de cavalos transfronteiriças internacionais foram significativos. A Genetics of Horses (2000) declarou que 11% das raças de cavalos do mundo são da América do Norte, enquanto Hall e Raune (1993) mencionaram que 6% das raças de animais de pecuária do mundo são relatadas da América do Norte e Central juntas.

A América do Sul contribui com 5,5% do total de raças de cavalos locais no mundo. Hall e Raune (1993) declararam que 4 % das raças de gado do mundo são da América do Sul. A América Latina e Caraíbas, apesar de ter um elevado número de populações de cavalos e de cavalos por cada 1000 pessoas, apenas reportou 3 % do total de raças de cavalos locais no mundo. A Genetics of Horses (2000) relatou que 6% das raças de cavalos do mundo são da América Latina e das Caraíbas. A Oceânia reportou 3,7% do total de raças de cavalos locais no mundo, uma vez que a Genetics of Horses (2000) mencionou que 4% das raças de cavalos do mundo são provenientes das ilhas do Pacífico. Da mesma forma, Hall e Raune (1993) declararam que a Oceânia contribui com 2 % das raças de cavalos do mundo.

A maioria dos países relatou o cavalo árabe e o puro-sangue, uma vez que compreendem 6% e 3%, respectivamente, do número total de raças de cavalos no mundo. Ambos estão distribuídos em todas as regiões do mundo e o sangue do cavalo árabe flui em todas as raças de cavalos ligeiros (Raças de Livestcok, 1995). Acredita-se que os cavalos árabes são uma das raças de cavalos mais antigas e influentes do mundo (Glazewska, 2010 e Cacic et.al., 2007). Os cavalos Warmblood cobrem 18 % do número total de raças de cavalos. São originários principalmente da Europa e estão amplamente distribuídos no mundo. Os cavalos de Warmblood para os desportos olímpicos de adestramento, saltos de obstáculos e eventos são utilizados em todo o mundo (Koenen et.al., 2004). Os cavalos de sangue frio ou de projecto contribuem em 22% para o número total de raças de cavalos. São ainda utilizados para trabalhos agrícolas e florestais nos países em desenvolvimento e alguns desenvolvidos também, mas a sua população está a diminuir de dia para dia devido à mecanização do transporte e da agricultura (Alderson, 2010 e Parker, 2003). Os póneis ocupam 20% do total de raças de cavalos no mundo e estão distribuídos por todo o globo. Os trotadores são encontrados principalmente na Europa e América devido à sua elevada utilização nos arreios ou nas corridas de trote. A maioria, ou seja, 28% do total das raças de cavalos ainda não são conhecidas ou não estão identificadas no mundo. Pode ser por falta de informação ou por não comunicar o número ou a falta de mão-de-obra técnica ou humana.

As raças pecuárias são reconhecidas como recursos genéticos na Estratégia Mundial de Conservação (IUCN, 1980). Em consequência de alterações nos sistemas de produção, gestão pecuária, e procura de mercado, pode ocorrer uma erosão genética significativa, levando a perdas dramáticas de variação genética. Considerando o facto de que os cavalos se tornaram cada vez mais utilizados para fins desportivos ou recreativos, muitas raças que tinham objectivos específicos de tracção ou de trabalho tornaram-se em risco ou extintas. O estatuto de risco de 36 % do total de raças de gado é desconhecido (Hoffmann, 2010). Há 20 % do total de raças de gado relatadas a serem classificadas como em risco e 23 % como em risco. Um total de 9% do total de raças pecuárias totalmente declaradas no mundo estão extintas. Já 30% das raças de gado bovino e 12,7% das raças de cavalos estão extintas do mundo (FAO, 2007). A conservação de raças é comparável à conservação e manutenção de aspectos histórico-culturais, edifícios e ambientes (Maijala et al, 1984).

Os resultados deste estudo mostram que 177 raças de cavalos estão em risco. Este número está próximo dos dados da FAO (2007) que declararam que 181 raças de cavalos estão em risco. Dentro das raças em risco, 52, 11 , 89 e 25 raças de cavalos estão em estado crítico, em estado de manutenção crítica, em perigo e em perigo de manutenção. A FAO (2007) informou que 52, 10 , 95 e 24 raças equinas se encontram em estado crítico, em manutenção crítica, em perigo e em perigo de manutenção, respectivamente. Um total de 90 (11,5%) raças de cavalos estão extintas do mundo, o que está próximo dos dados da FAO, ou seja, 87 (11%). Hall e Raune (1993) reportaram 17 % das raças de cavalos, como estando extintas do mundo. Há 249 e 268 raças de cavalos a serem reportadas como não estando em risco e de estatuto desconhecido, respectivamente. Infelizmente, um grande número de cavalos tem um estatuto desconhecido, especialmente dos países em desenvolvimento, devido à falta de dados ou à indisponibilidade de tamanhos populacionais correctos. Aparentemente, existe um grande número de raças de cavalos não registadas que se encontram em risco.

A Europa reportou o maior número de raças em risco. O número de raças extintas é também muito elevado na Europa, provavelmente devido ao desenvolvimento agrícola rápido e centralizado (Hall e Raune, 1993). 101 raças de cavalos não estão em risco mas relativamente muito poucas, ou seja, 63 raças são de estatuto desconhecido. O número relativamente baixo de raças de cavalos com estatuto desconhecido reflecte a seriedade no estabelecimento do estatuto de risco das raças para avaliar o programa de conservação a tempo. A Europa está a actualizar os dados do estado de risco das raças a intervalos regulares (Contacto pessoal, Beate Scherf, 2010) o que poderia ser uma boa razão para que o número da Europa contenha números mais estáveis. A Europa tem o maior número de raças e tem uma indústria equina altamente especializada e excelentes centros de investigação para estudos equinos.

A Ásia reportou 12%, 2,7%, 38,3 e 47% das raças de cavalos estão em risco, extintas, não em risco e desconhecidas, respectivamente. Um número significativo de raças de cavalos não se encontram em risco. A maioria dos cavalos relatados são de estatuto desconhecido, o que significa que ou não está implementado um programa de caracterização ou não existe um sistema de rastreio disponível. O número de raças sem risco para África é semelhante ao da Ásia, mas existe um elevado número de raças extintas. Uma proporção significativamente baixa de raças não se encontra em risco. Mais de metade das raças de cavalos de África foram classificadas com um estatuto desconhecido, o que reflecte uma falta de recursos técnicos ou humanos para avaliar o estatuto de risco das raças. Uma baixa proporção de raças foi classificada como raças em risco e não como raças em risco para a América Latina e Caraíbas. Há falta de registos de raças de cavalos críticas, em estado crítico, em perigo de extinção e em risco de extinção nessa região. Por outro lado, a informação sobre raças desconhecidas de cavalos é muito elevada na América Latina e nas Caraíbas.

A Oceânia também tem registos fracos para o estatuto de risco das raças de cavalos. A Oceânia reportou a percentagem mais elevada de estatuto desconhecido de raças de cavalos. A razão poderá ser que o registo do estatuto de risco das raças de cavalos não ocorre regularmente ou não é acompanhado. As Américas do Norte e do Sul têm muitas raças de cavalos em risco. Não há registo de raças de cavalos da América do Norte em estado crítico, em manutenção crítica e em perigo de extinção, enquanto a América do Sul não tem registos de raças de cavalos em manutenção crítica e extintas. O estatuto das raças de cavalos desconhecidas é elevado para a América do Sul do que para a América do Norte.

Globalmente, a impressão da Europa é muito boa na avaliação do estatuto de risco das raças de cavalos. As razões podem ser que a Europa tem raças equinas grandes e diversificadas, uma indústria equina altamente especializada, actividades equestres, centros de investigação, e recolha rotineira de dados sobre o estatuto de risco das organizações governantes como a EAAP. A EU Equus (2009) informou que a FEI organiza anualmente cerca de 250 competições internacionais na Europa. A América do Norte e Oceânia, apesar de terem grandes indústrias equinas, actividades equestres e centros de investigação, não têm uma forte inclinação para avaliar o estatuto de risco das raças equinas. Por outro lado, no resto dos continentes, a condição para avaliar o estatuto de risco das raças de cavalos é muito fraca. As razões apontadas são a falta em número e qualidade dos registos de dados de muitas raças, falta de mão-de-obra técnica e humana para avaliar a situação real, actualizações irregulares do estatuto de risco das raças de cavalos e nenhum desenvolvimento da indústria equina e das actividades equinas adequadas.

6. Conclusão

Os cavalos são distribuídos por todo o mundo. A distrubuição das populações de cavalos é aleatória entre os continentes. A tendência da população está a aumentar de 2000 a 2008 no mundo, apesar de uma diminuição contínua das populações de cavalos na Ásia e na Europa. Em 2008, a população mundial de cavalos era de 58,7 milhões. A América do Sul, com 15 milhões de cavalos, tem o maior número de cavalos, enquanto a Oceânia, com 0,4 milhões de cavalos, tem o menor número. O número de cavalos por 1000 pessoas no mundo é de 8,7. A América Latina e Caraíbas tem o maior número de cavalos por 1000 pessoas, ou seja 45,7, enquanto que a Ásia tem o menor número de cavalos por 1000 pessoas, ou seja 3,4. 784 raças de cavalos são reportadas no mundo. O número de raças de cavalos transfronteiriças locais, regionais e internacionais é de 655, 62 e 67, respectivamente. Apenas a Europa reportou mais de metade do número destas raças. Curiosamente, a América Latina e Caraíbas, apesar de terem o maior número de cavalos por 1000 pessoas, reportaram o menor número de raças de cavalos. 28% das raças de cavalos relatadas são de raças desconhecidas seguidas por 20% de póneis e 22% de cavalos de sangue frio ou de tracção. Os cavalos Árabes e Torougbredes são as raças mais comuns e desviadas do mundo.

Há 22,6% e 11,5% das raças de cavalos a serem classificadas como "em risco" e extintas, respectivamente, no mundo. Do mesmo modo, 31,8% das raças de cavalos do mundo são declaradas como não estando em risco. A maioria das raças de cavalos, ou seja, 34,1%, são de estatuto desconhecido. A Europa tem o maior número de raças de cavalos "em risco" e extintas, com uma baixa proporção de raças de cavalos classificadas como sendo de estatuto desconhecido. A Ásia registou a percentagem mais elevada de raças de cavalos não em risco. A Oceânia e a América Latina e Caraíbas têm proporções mais elevadas de raças equinas classificadas como de estatuto de risco desconhecido. Os aspectos de registo de raça, identificação, caracterização, actualização da informação a intervalos regulares, grande indústria equina, actividades equestres e uma vasta gama de educação, treino e investigação relacionada com equinos são os principais factores-chave para obter um grande número de números de raças de cavalos de países desenvolvidos. Por outro lado, no caso dos países em desenvolvimento, ainda há falta de comunicação dos dados correctos ou falta de recursos técnicos e humanos, dados populacionais em falta ou fontes pouco fiáveis que explicam o baixo número de raças comunicadas.

Referências

Alderson L. 2008. Raças em risco: Definição e medição dos factores que determinam o perigo. Ciência da Pecuária. Volume 123. Pp 23-27.

Anderson M K, Friend T H, Evans J W e Bushong D M. 1999. Avaliação comportamental de cavalos em programas de equitação terapêuticos. Ciência Comportamental Aplicada aos Animais. Volume 63. Edição 1. Pp: 11-24.

Arnason T. 1984. Estudos genéticos sobre a conformação e o desempenho do cavalo toelter islandês. Acta Agriculturae Scandinavica. Volume 34, Edição 4. Pp: 409-427.

Bishko C J. 1952. O contexto peninsular da criação de gado na América Latina. Revisão Histórica Hispânica Americana. Volume 32. Pp: 494-497.

Bokonyi S. (Eds). 1987. FAO. Animal Genetic Resources Information. Boletim 6. Roma, Itália.

Bokonyi S. 1974a. O cavalo Przewalsky. O Plymouth: Souvenir Press. REINO UNIDO

Bowling A T e Ruvinsky A. (Eds). 2000. A Genética do Cavalo. CAB Internacional. Wallingford, Oxon, Reino Unido.

Raças de Pecuária. Raças de Cavalos. 1995. Universidade Estatal de Oklahoma, Stillwater, Oklahoma. http://www.ansi.okstate.edu/breeds/horses/

Cacic M, Korabi N, Baban M e Jaksic D. 2007. Análise genética da reprodução pura árabe na República da Croácia. Poljoprivreda Agricultura. Volume 13. Edição 1. Pp: 128-131.

Clutton-Brock J, 1999. A Natural History of Domesticated Mammals (História Natural dos Mamíferos Domésticos). Cambridge University Press, Cambridge, Reino Unido.

Clutton-Brock J. 1987. A Natural History of Domesticated Mammals, Cambridge University Press, Cambridge, Reino Unido.

Eding H, 2008. Uma raça é uma raça se um número suficiente de pessoas disser que é. Editorial, Globaldiv Newsletter. Volume 4. Pp: 1-4.

Epstein H. 1971. A origem dos animais domésticos de África. Volume II. Nova Iorque: Corporação Editora Africana.

EU Equus. 2009. A futura indústria do cavalo nas zonas rurais e a sociedade. Um relatório de Carolina Liljenstolpe. Conferência EU Equus, 29-30 de Outubro, 2009. Swedish Unversity of Agricultural Sciences, Uppsala, Suécia.

EU Equus. 2001. A Indústria do Cavalo na União Europeia. Relatório final. Departamento de Economia, Universidade Sueca de Ciências Agrícolas, Skara, Suécia

Comissão Europeia. 2010. Comércio Intra-União e Importação de Animais Eqüinos. http://ec.europa.eu/food/animal/liveanimals/equine/index en.htm

FAO. 2007. In: O Estado dos Recursos Genéticos Animais do Mundo para a Alimentação e Agricultura da Organização das Nações Unidas. (Ed. de B. Rischkowsky e D. Piling), FAO, Roma, Itália.

FAO. 2000. World Watch List for domestic animal diversity. Scherf B. (Eds). Organização das Nações Unidas para a Alimentação e Agricultura, FAO, Roma, Itália.

FAO. 1987. Bokonyi S. (Eds). Animal Genetic Resources Information. Boletim 6. Roma, Itália.

Forsten A. 1988. O pequeno cavalo caballoide do Pleistoceno Superior e Holoceno. Journal of Animal Breeding and Genetics. 105. Pp: 161-176.

Gandini G C, Olivier L, Danell B, Distl O, Georgoudis A, Groenneveld E, Martyniuk E, van Arendonk J A M e Woolliams J A. 2004. Critérios para avaliar o grau de extinção das raças de gado na Europa. Ciência da Produção Pecuária. Volume 91. Pp: 173-182.

Glazewska I. 2010. Especulações sobre a origem da raça do cavalo árabe. Ciência da Pecuária. Volume 129. Edição 1-3. Elsevier Ltd. Pp: 49-55.

Groeneveld L F, Lenstra J A, Eding H, Toro, M A, Scherf B, Pilling D, Negrini R, Finlay E K, Jianlin H, Groenveld, Weigend e GLOBALDIV Consortuim. 2010. Diversidade genética em animais de criação - uma revisão. Genética animal. Sociedade Internacional para a Genética Animal. Wiley Blackwell Publishers. Volume 41. Suplemento. 1, Pp: 6-31.

Hall S J G e Raune J. 1993. As Raças Pecuárias e a sua Conservação: Uma Revisão Global. Biologia da Conservação. Vol. 7. No. 4. Pp: 815 - 825.

Hausberger M, Roche H, Henry S e Visser K E. 2008. A Review of horse-human relationship.

Applied Animal Behaviour Science (Ciência Aplicada ao Comportamento dos Animais). 109, Pp: 1-24.

Hendricks B L e Dent A A. 1995. Enciclopédia Internacional de Raças de Cavalos. Universidade de Oklahoma Press, Norman, EUA.

Hoffmann I. 2010. As alterações climáticas e a caracterização, reprodução e conservação dos recursos genéticos animais. A genética animal. Sociedade Internacional de Genética Animal. Wiley Blackwell Publishers. Volume 41. Suplemento. 1, Pp: 32-46.

União Internacional para a Conservação da Natureza e dos Recursos Naturais, 1980. Estratégia mundial de conservação. Conservação dos recursos vivos e desenvolvimento sustentável. Gland, Suíça.

Iverson P. 1994. Quando os índios se tornaram cowboys: povos nativos e criação de gado no Oeste americano. Universidade de Oklahoma Press, Norman, EUA.

Jordan T G. 1989. Um modelo ibérico de planície/highland para a criação de gado na América Latina. Journal of Historical Geography. Elsevier Ltd. Volume 15, Edição 2, Pp: 111-125.

Kavar T e Dovc P. 2008. Domesticação do cavalo: Relações genéticas entre cavalos domésticos e selvagens. Ciência da pecuária. Vol 116, Pp:1-14.

Koenen E P C, Aldridge L I e Philipsson J. 2004. Uma visão geral dos objectivos de criação de cavalos de desporto warmblood. Ciência da Produção Pecuária. Elsevier Ltd. Volume 88. Edição 12, Pp: 77-84.

Langlois B, Minkema D e Bruns E. 1983. Problemas genéticos na criação de cavalos. Ciência da Produção Pecuária. Volume 10. Pp: 69-81

Levine M A. 2005. Domesticação e história inicial do cavalo. In: Mills D M, McDonnell S M. Eds, The Domestic Horse: The Origins, Development, and Management of Its Behaviour. Cambridge University Press, Cambridge, Pp. 5-22.

Lush J L. 1994. A Genética das Populações. Relatório Especial 94. Universidade Estatal de Iowa, EUA.

Maijala K, Cherekaev A V, Devillard J M, Reklewski Z, Rognoni G, Simon D L e Steane D E. 1984. Conservação dos recursos genéticos animais na Europa. Relatório final do grupo de trabalho da Associação Europeia para a Produção Animal (EAAP). Ciência da Produção Animal. Volume 1, Pp: 3-11.

Mason I L e Crawford R D. 1993. Situação global das espécies de gado e aves de capoeira. In: Gestão Global de Recursos Genéticos: Gado pecuário. National Academy Press, Washington DC, Pp: 141-169.

Mason I L. 1988. Um dicionário mundial de raças, tipos e variedades de gado. [3] edição. CAB International, Wallingford, Reino Unido.

Mellor D J, Love S, Gettinby G e Reid S W J. 1999. Características demográficas da população equina do Norte da Grã-Bretanha. Registo Veterinário. 145, Pp 299-304.

Notter D R. 1999. A importância da diversidade genética na população pecuária do futuro. Journal of Animal Science. Volume 77, Pp: 61-69.

Oldenbroek K. 2007. (Eds). Utilização e conservação dos recursos genéticos dos animais de exploração. Wageningen Academic Publishers, Países Baixos.

Oldenbroek J K. 1999. Genebanks e a conservação dos recursos genéticos dos animais de criação. Institute for Animal Science and Health, Lelystad, Países Baixos.

Olsen, S L, 2006. Domesticação precoce de cavalos na Estepe Eurasiática. In: Zeder, M A, Bradley, D G, Emshwiller E, Smith, B D. Eds, Documenting domestication: Novos Paradigmas Genéticos e Arqueológicos. Imprensa Universitária da Califórnia, Princeton, Pp. 245-272.

Parker R. 2003. Ciência Equina. História e desenvolvimento do cavalo. Segunda edição. Pp: 28-30. Delmar Learning, Clifton Park, Nova Iorque, EUA.

Pearson R A. 1999. Trabalho - poder animal. In: Payne W J A, Wilson R T (Eds.), An Introduction to Animal Husbandry in the Tropics, [5] Edição. Blackwell Scientific Publications. Basinstoke, Reino Unido, Pp: 782 - 798

Ruane J. 2000. Um quadro para dar prioridade às raças de animais domésticos para fins de conservação a nível nacional: um estudo de caso norueguês. Biologia da Conservação. Vol. 14. Pp 1385-1393.

Scherf B. (Ed.). 2000. World watch list for domestic animal diversity. Terceira edição, FAO, Roma, Itália.

Signorello G e Pappalardo G. 2003. Conservação da biodiversidade animal doméstica: um estudo de caso de planos de desenvolvimento rural na União Europeia. Ecological Economics Volume 45, Número 3, Elsevier, Pp: 487-499.

Simianer H, Marti S B, Gibson J, Hanotte O e Rege J E O. 2003. Uma abordagem à alocação óptima de fundos de conservação para minimizar a perda de diversidade genética entre as raças de gado. Economia Ecológica. Volume 45, Número 3, Pp: 377-392.

Simon D L. 1992. Resumo das raças no banco de dados genéticos animais da EAAP, Hannover. Ciência da Produção Pecuária. Volume 32. Pp: 92-93.

Splan R K. 2004. Pond W G e Bell A W (Eds.). Cavalos: Raças, Reprodução e Genética. Enciclopédia da Ciência Animal. Virginia Tech, Virgínia, EUA.

Swann W J. 2006. Melhorar o bem-estar dos equídeos de trabalho nos países em desenvolvimento. Ciência Aplicada ao Comportamento dos Animais. Volume 100, Pp: 148-151.

Vila C, Leonard J A, Gotherstrom A, Marklund S, Sandberg K, Liden K, Wayne R K e Ellegren H. 2001. Origens largamente difundidas das linhagens de cavalos domésticos. Science 291, Pp: 474477

Waran N. 2002. (Eds). O Bem-Estar dos Cavalos. Kluwer Academic Publishers, Pp: 5.

Wilson R T. 2003. A economia ambiental dos bois utilizados para a corrente de ar. Agricultura, Ecossistemas e Ambiente. Volume 97, Pp: 21-37.

Zeuner F E. 1963. Uma história de animais domesticados. Nova Iorque: Harper and Row, Nova Iorque, EUA.

Contacto Pessoal:

Lawerence Alderson. 2010. Contacto Pessoal. Workshop sobre Biodiversidade Pecuária, 5 - 6 de Maio, 2010. FAO, Roma, Itália

Beate Scherf, 2010. Contacto Pessoal. Workshop sobre Biodiversidade Pecuária, 5 - 6 de Maio, 2010. FAO, Roma, Itália

Internet:

http://www.ansi.okstate.edu/breeds/horses/

http://www.ansi.okstate.edu/breeds/

http://www.biology-online.org/dictionary/Breed

http://dad.fao.org/

http://ec.europa.eu/food/animal/liveanimals/equine/index_pt.htm

http://www.equus2009.eu/ (UE, Equus, 2009)

http://faostat.fao.org/ (FA0, 2010)

http://www.imh.org/

http://www.horsesport.org/ (FEI)

http://www.horsecouncil.org/ (AHC, 2008)

www.unpopulation.org

http://esa.un.org/unpp/index.asp

http://www.theequinest.com/

http://www.equine-world.co.uk/

http://www.horse-web.net/

Apêndice 1 : População Mundial do Cavalo (2000 - 2008)

Continentes	População de cavalos por ano								
	2000	2001	2002	2003	2004	2005	2006	2007	2008
África									
Leste	1174221	1284685	1514175	1531229	1548859	1601125	1687158	1807580	1818997
Médio	220154	272805	279310	285315	291315	293325	295525	297745	299985
Norte	368670	379010	384730	394230	391590	392442	386070	390214	401037
Sul	463102	447202	429158	430295	447154	422855	419638	422500	419500
Oeste	1421706	1468402	1477898	1488884	1511571	1530865	1547997	1562138	1579697
Total	3647853	3852104	4085271	4129953	4190489	4240612	4336388	4480177	4519216
Ásia									
Sul Central	2956487	2956487	2979600	3007501	3036536	3095390	3171482	3247019	3337661
Leste	12161251	11509518	10541366	10168524	9962749	9763957	9612751	9534916	9110365
Sudeste	998480	998688	1007539	1005816	987818	976783	966269	992881	1020764
Oeste	513282	471614	473046	454138	437068	420722	419281	416612	401350
Total	16629500	15986920	15001551	14635979	14424171	14256852	14169783	14191428	13870140
Europa									
Leste	4321725	4269111	3992390	3901422	3839599	3626349	3478115	3410558	3429791
Norte	756121	763935	765206	783210	804807	851949	879427	879603	889580
Sul	810171	798335	791052	783573	766311	783513	770578	779302	779128
Oeste	1109431	1102339	1118397	1174076	1167454	1227431	1243307	1278046	1276241
Total	6997448	6933720	6667045	6642281	6578171	6489242	6371427	6347509	6374740
ALC									
Central	7176500	7186550	7192600	7216200	7224250	7229250	7274300	7335300	7335300
Caraíbas	1280449	1307064	1315820	1308868	1321666	1333035	1346920	1372820	1401020
Total	8456949	8493614	8508420	8525068	8545916	8562285	8621220	8708120	8736320
N América	5626038	5971031	6386048	7386062	8386060	9586060	9886060	9886050	9886150
Oceânia									
Austrália/NZ	293000	296500	295856	300397	296065	298042	264923	344876	332511
Melanésia	60730	60740	60740	60740	60740	60740	61750	63350	63350
Micronésia	15	15	20	20	20	20	20	30	40
Polinésia	15844	15844	15844	15844	15845	15845	15900	16065	16065
Total	369589	373099	372460	377011	372680	374657	412793	424321	411956
S América	15389515	15503238	15177920	15290113	15249911	15225273	15053992	14894674	14971649
Mundo	57116892	57113726	56198715	56986467	57747398	58734981	58851663	58932279	58770171

Fonte: FAOSTAT, 2010 (Citado em Maio, 2010)

Apêndice 2: Cavalo Global por 1000 pessoas 2000, 2005 e 2008

Continentes	Cavalo por Continente			População humana (em 1000)			Cavalos/1000 pessoas		
	2000	2005	2008	2000	2005	2008	2000	2005	2008
África									
Leste	1174221	1601125	1818997	252710	287413	310570	4.6	5.6	5.9
Médio	220154	293325	299985	98060	113185	122501	2.2	2.6	2.4
Norte	368670	392442	401037	179525	195444	205814	2	2	1.9
Sul	463102	422855	419500	51387	55041	56936	9	7.7	7.4
Oeste	1421706	1530865	1579697	237781	269990	291270	6	5.7	5.4
Total	3647853	4240612	4519216	819463	921073	987091	4.5	4.6	4.6
Ásia									
Centro Sul	2956487	3095390	3337661	1518322	1650635	1728752	1.9	1.9	1.9
Leste	12161251	9763957	9110365	1472444	1520717	1546825	8.2	6.4	5.9
Sudeste	998480	976783	1020764	517193	554079	575626	1.9	1.7	1.8
Oeste	513282	420722	401350	190336	211104	224106	2.7	2	1.8
Total	16629500	14256852	13870140	3698295	3936535	4075309	4.5	3.7	3.4
Europa									
Leste	4321725	3626349	3429791	304088	296912	293488	14.2	12.2	11.7
Norte	756121	851949	889580	94359	96439	97918	8	8.8	9
Sul	810171	783513	779128	145119	149711	152316	5.6	5.2	5.1
Oeste	1109431	1227431	1276241	183001	186358	187846	6	6.6	6.8
Total	6997448	6489242	6374740	726567	72920	731568	9.6	8.9	8.7
ALC									
Central	7176500	7229250	7335300	135171	144288	149580	53	50.1	49
Caraíbas	1280449	1333035	1401020	38650	40566	41629	33.1	32.9	33.7
Total	8456949	8562285	8736320	173821	184854	191209	48.7	46.4	45.7
N América	5626038	9586060	9886150	318654	335175	345053	17.7	28.7	28.7
Oceânia									
Austrália/NZ	293000	298042	332511	23039	24505	25304	12.7	12.1	13.1
Melanésia	60730	60740	63350	7010	7871	8412	8.7	7.7	7.5
Micronésia	15	20	40	497	537	559	0.03	0.03	0.07
Polinésia	15844	15845	16065	614	646	662	25.8	24.5	24.2
Total	369589	374657	411956	31160	33559	34937	11.9	11.1	11.8
S América	15389515	15225273	14971649	347407	371658	384892	44.3	41	38.9
Mundo	57116892	58734981	58770171	6 115367	6512274	6750059	9.4	9.1	8.7

Fonte: FAOSTAT e UNPD, 2010

Apêndice 3: Raças de cavalos locais no mundo

África

Abissínio
Bahr-El-Ghazal
Pónei Basotho
Beledougou
Bhirum Pony
Bobo
Bornu
Calvinia
Arreios do Cabo
Cavalo do Cabo
Chadiano
Cheval de Nioro
Djerma
Dombi
Cavalo Egípcio
Warmblood inglês
Warmblood europeu
Fleuve
Fouta
Cavalo (Tanzânia)
Cavalo (Uganda)
L'arabe-barbe
Locale
Logone Pony
M'bayar
Mogods Pony
Mossi
M'Par
Cavalo Namaqua
Cavalo Namibe
Nefza Pony
Poney
Rancheiro
Cavalo sul-africano em miniatura
Cavalo desportivo sul-africano
Warmblood sul-africano
Sahel
Pónei Somali
Raça do país Sudão
Sulebawa
Tawleed
Torodi
Tsawana
Vlampeerd
Pónei da África Ocidental
Pónei do Sudão Ocidental
Yagha

Ásia

Abeia
Anatólia
Cavalo do Azerbaijão
Baguio Cavalo Leve
Baguio Pony
Bajau
Bakhtiari
Bali
Balikun
Baluchi
Bangladesh Native Horse
Basseri
Batak
Bima
Boeta
Bohai
Bose
Pónei de Bose-Baise
Birmanês
Buzkashi
Cabadin
Cambodjano
Canik
Chaidamu
Chakou
Cheju
Chyanta
Cukurova
Dahmaa
Dareshuri
Darkhad
Datong
Dawand
Deccani
Deliboz
Dilbaz
Dosanko
Ebian
Elenchus
Flores
Galshar
Ganzi
Garabarh
Gayo
Gemlik
Giawf
Guanzhong
Guba
Guizhou
Haddian

Heihe
Heilongjiang
Henan Light Draught
Hequ
Herati
Hinis
Hirzai
Cavalo (Indonésia)
Iyi
Jabe
Jaf
Jargalant
Jata
Cavalo de arnês de Javakhuri
Jawa
Jeju
Jianchang
Jilin
Jinjiang
Jinzhou
Jofi
Jumli
Karacabey-Halfbred árabe
Karacabey-Nonius
Kathiawari
Keheilan
Kerqin
Khilan
Kipriakis Ektrofis
Kirgiz
Kiso
Kohband
Kuda-Lombok
Kuningan
Kushum
Kustanai
Lichuan
Lokai
Lombok
Makasar
Makra
Malakan
Maneghi
Manipuri Pony
Marwari
Mazari
Cavalo de Megrúli
Merak Sakten ta
Minahasa
Cavalo miniatura
Misaki
Miyako

Mongólia-Ujumqin
Mugalzhar
Mytilene Pony
Nanbu
Cavalo de corrida
Novo Kirgiz
Novo Lijiang
Ngua Noi
Ningqiang
Noma
Omarqoub
Pacu Indonésia
Pónei Filipino
Qatgani
Qazal
Rajshai Pony
Rumelain Pony
Samand
Sandel
Sanhe
Saqallwiya
Shan Pony
Shandan
Shirazi
Shirvan
Shweimaa
Sistani
Spiti Pony
Pónei do Sri Lanka
Árabe de Sumbawa
Sírio
Taejung
Tagaytay Cavalo
Tagaytay Pony
Cavalo de Equitação
Taleshi
Tarai Pony
Taropud
Tattu
Tes
Pónei tailandês
Tibetian-Sikang Pony
Calado de Tieling
Tokara Pony
Tooraq
Tsushima Pony
Turkemin
Árabe turco
Tushuri
Uzunyayla
Wenshan

Xiangfen Xilinguole Xini
Yabu
Yanqi
Yargha
Yiwu
Yomood Yonaguni Yongning Yunnan
Yunnan-Lijiang Yushu
Yuta
Zaniskari Pony Zhangbei Zhongdian

Búlgaro nativo Burgdorfer
Burguette Buryat Pony Busa
Pony Byryatskaya Calabrian
Camarque
Carrossier Normand Castillon
Catria
Charentais Charolais Charysh
Chilkov Chumysh Chuvash
Trotador a sangue-frio

Europa
Akhal-Teke
Alpino
Altwurttemberg
Miniatura Americana
Amurskaya
Anglo-Arabo-Sardo
Anglo-Normand
Arravani
Asino Baio Lucano
Pónei Asturcon
Augeron
Auxois
Avarskaya
Avelignese Tradizionale
Balkar
Banat
Bardigiano
Barra Pony
Barut
Bashkir
Treinador bielorrusso
Esboço belga
Trotter belga
Pónei Hípico da Bélgica
Berrichon
Bessarabiano
Bityug
Floresta Negra
Mar Negro
Boémia da Morávia Belga
Bósnio
Pónei da Montanha da Bósnia
Brandenburg Warmblood

Comune
Corlais
Corse
Cremonês
Creta
Criollo
Pónei Busa croata
Sangue frio croata
Cavalo Maldito
Cushendale
Cavalo Árabe Checo
Pónei Equestre Checo
Trotter checo
Dales Pony
Trotador Dinamarquês
Danúbio
Deli-Orman
Delta
Cavalo Devon Pack
Dobrogeana
Dole Horse
Dolny-Iskar
Donska
Draver
Dulmen Pony
Cavalo holandês de tracção
Lippizaner holandês
Cavalo holandês miniatura
Cavalo de Equitação
Holandês/Pónei
Einsiedler
Puro-sangue Inglês (Checo)
Warmblood inglês (Letónia)
Eriskay

Esperia Pony
Corrente Pesada Estoniana
Cavalo nativo estoniano
Exmoor (holandês)
Falabella Cavalo Miniatura
Pónei Equestre Finlandês
Trotador Finlandês Warmblood Trotter
Warmblood finlandês
Flandres
Cavalo Flamengo
Fox-trotter
Franches-Montagnes
Frederiksborg
Pónei de Sela Francês
Trotadores franceses
Galloway Pony
Garrano
Gazal
Cavalo de Gelderland
Bessarabiano alemão
Pónei Cavaleiro Alemão
Cavalo desportivo alemão
Puro-sangue Alemão
Trakehner alemão
Trotter alemão
Warmblood alemão
Giara Pony
Glasinacki
Gocan
Goonhilly
Grande Cavalo
Cavalo de Groningen
Meio-sangue de Mezohegyes
Heavy Draught (Búlgaro)
Warmblood pesado (Holandês)
Warmblood pesado (alemão)
Pónei de Hebridean
Henson
Hessen Warmblood
Hispano-Bretão
Sangue frio húngaro
Esboço Húngaro
Cavalo Húngaro
Cavalo Desportivo Húngaro
Trotador Húngaro
Ialomita
Cavalo islandês (dinamarquês)
Cavalo islandês (holandês)
Cobertura Irlandesa
Hobby irlandês
Pónei Irlandês
Cavalo Desportivo Irlandês

Irski Poni
Maremmano italiano
Sela Italiana
Trotter italiano
Jaca Navarra
Cavalo da Jutlândia
Kalmyk
Karakachan
Karatschaewer
Kerry Bog Pony
Kisber Halfbred
Konik (holandês)
Pónei da Ilha Krk
Kumyk Pony
Kun Kinsky
Kushum
Cavalo Kuznet
Landais Pony
Cavalo treinador letão
Draga letão
Cavalo de arreio letão
Lenkoran
Leutstettener
Lewitzer
Pónei Lezgiano
Carrinho lituano
Esboço pesado lituano
Moldavo local
Loire
Long Mynd
Losina
Lovets
Lundy
Maine
Majorcan
Mallorquina
Malopolski
Manx
Maremanno
Maremmano Tradizionale
Warmblood de
Medjimurje
Menorquina
Mezens
Cavalo miniatura (Belga)
Minusinsk
Misko
Cavalo Moldavo
Monchina
Monte Horse
Pónei Monterufoli
Moravian Warmblood

Morvandeaux
Cavalo de montanha (Montenegro)
Mulassie
Murgese
Napoletano
Narym
Nivernais
Nogai
Cavalo de Nordland
Cavalo do Norte da Suécia
Ardenas do Norte
Trotador Pesado Norueguês
Novoalexandrivska Cart
Novoaltaiskaya
Pónei Ob
Obva
Velho Don/Cossaco
O velho Kladruby
O velho Kladruby Black
O velho Kladruby Branco
Onega
Ox-Araber
Cavalo de Tinta
Palatino Ardennes
Paso Peruano
Cavalo de Sela de Pedigree
Pentro
Persano
Piebald e Skewbald
Pindos
Pineia
Pinto
Cavalo de Pleven
Podveleski
Poitevin
Polesiano
Sangue frio polaco
Cavalo Polo
Poni (Lituânia)
Pónei das Américas
Pugliese
Pura Raza Gallega
Esboço rápido e pesado
Sangue Frio Alemão Rheinish
Rheinish Warmblood
Cavalo de Equitação (Finlandês)
Montanha Rila
Rascunho Romeno
Montanha romena
Cavalo Desportivo Romeno
Trotter romeno
Rostopchin

Rottaler
Russo (Inglês)
Ardenas russas
Cavalo de Carro Russo
Clydesdale russo
Courser russo
Esboço russo
Percheron russo
Sela russa
Sabih
Sachsen Warmblood
Salernitano
Samolaco
Sanfratellana
Saone-et-Loire
Sarcidano
Sardo
Saxónia Warmblood
Schweres Sangue frio
Pónei Escocês
Senner
Shtumsky Coldblood
Siciliano
Siglavi
Cavalo Silesiano
Skewbald e Piebald
Skyrose Pony
Pónei Desportivo Eslovaco
Warmblood Eslovaco
Sangue frio esloveno
Haflinger Esloveno
Trotador Esloveno
Warmblood Esloveno
Pequeno Cavalo de
Cavalo pequeno
Sokolski Sangue Frio
Sorraia
Sangue frio da Alemanha
Sela soviética
Avistado
Stara Planina
Ruas
Cavalo da Estíria
Ardenas suecas
Pónei Equestre Sueco
Trotador Sueco Warmblood
Warmblood Suíço
Tarbesan
Tavda
Thessalia
Warmblood de Thuringian
Tiree

Tolfetana
Tolter
Tomsk
Tori
Torian
Toriyskaya
Tory
Transilvânia
Tuva
Treinador Tuva
Cavalo de Sela Ucraniano
Pónei Ukraniano
Yenisei Superior
Vardy
Vendeen
Ventasso
Verkhoyansk
Vladimir
Vollblutarber
Projecto Voronezh
Vyatka pony
Wels
Wielkopolski
Cavalo de trabalho
Wurttemberg Warmblood
Yakut
Cavalo treinador Yorkshire
Zabaykalskaya
Zangersheide
Zematukai
Zematukai (tipo moderno)
Zweibrucker Warmblood

América Latina e Caraíbas
Atheland
Caballo des trote
Crillo de Hondureno
Criollo Militar
Trotador cubano
Galiceno
Cavalo (São Cristóvão e Nevis)
Meios de comunicação social
Pónei Mexicano
OISK
Patibarcino
Peruana
Ponny Welch
Pónei (El Salvador)
Pónei (Guatemala)
Pónei (Honduras)
Trotte de andar
Sangue Quente (Honduras)

Sangue Quente (México)

América do Norte
Projecto de Creme Americano
Miniatura Americana
American Walking Pony
Appaloosa Pony
Assateague Pony Broomtail
Buckskin
Canadiano
Caçador Canadiano
Cayuse
Chickasaw
Pónei de Chincoteague
Ranger Colorado
Conestoga
Cow Pony Cracker French
Coach Frencher
Treinador alemão
Índio
Pónei indiano Lac la croix
Pónei Missouri Fox Trotting
Marrocos Pónei
Narragansett Pacer Spotted
Newfoundland Pónei
Newfoundland Quarter Pony
Montanha Rochosa
Lei espanhola Barb St.
Welara Pony
Oceânia
Brumby australiano
Cavalo de tracção australiano
Pónei australiano
Cavalo de Stock australiano
Galer australiano
Brumbie de Warmblood australiano
Pónei da Baía do Caixão
Pónei Inglês Pónei Inglês
Spotted Pony Francês
Warmblood Alemão
Warmblood Greenbank Army
Cavalo (Papua Nova Guiné) Irish Sport Horse
Cavalo 'selvagem' de Kaimanawa

Guy Fawkes River National Park Brumby
Kosciusko Brumby
Cavalo local (Tonga)
Cavalo miniatura
Pónei em miniatura
Parque Nacional Namagdi Brumby
Palouse
Pónei de Timor

América do Sul
Anglo Normando
Asno
Bagul
Brazilain Sports Horse
Trotador brasileiro
Caballo Deportivo Uruguayo
Campeiro
Campolina
Campolino
Cimarron
Criollo chileno
Criollo chilote
Criollo Colombiano
Criollo Parauguaya
Criollo Uruguaya
Crioulo
Sangue Inglês Fino
Sangue Francês Fino
Lavradeiro
Llanero
Marajoara
Marchador
Morochuco Chumbivilcano
Nordestino
Pantaneiro
Paulista
Pónei (Parauguaya)
Pónei (Brasil)
Pónei (Peru)
Puno Pony
Puruca
Serrana
Sunicho
Trocha y Galope Reunido Colombiano
Trochador

Apêndice 4: Raças regionais de cavalos transfronteiriços no mundo

África
Bandiagara
Boer
Dongola
Hausa
Hodh
Koto-Koli Pony
Nooitgedacht Pony
Barb da África Ocidental
Dongola da África Ocidental

Ásia
Adaev
Bhotia Pony
Chummarti
Dagestan Pony
Karabair
Cazaque
Kurdi
Mongol
Tanghan
Pónei Tibetiano
Waziri

Yabu

Europa
Altai
Ardennes
Warmblood bávaro Warmblood
bávaro Boulonnais
Budyonny
Camargue
Comtois
Projecto estoniano
Fell Pony
Finnhorse
Sela Francesa Furioso-Northstar
Gidran
Gotland Pony
Hutsul
Kladruby
Knabstrupper
Ilha Merens Pony Mur
Nonius
Noric
Norman Cob

Pinkafeld
Konik polaco
Posavina
Pottok
Nork silesiana
Tarpan
Tinker
Trakenher
Tuigpaard
Warmblood de Westphalian

América Latina e Caraíbas
Azteca
Costarricense de Paso
Crioulo

América do Norte
Canadiano
Kanata Pony
Mustang
Sable Island Pony

América do Sul
Criollo Argentino

Apêndice 5: Raças de cavalos transfronteiriços internacionais no mundo

Akhal-Teke
Tinta americana
Cavalo de Sela
Americano Trotador
Americano Anglo-Árabe
Andaluz Anglo-Kabarda
Appaloosa Arab Barb
Esboço belga
Bretão de Warmblood belga
Cáspio
Cleveland Bay
Clydesdale Colombiano
Connemara Pony
Creole
Dales
Don Don dinamarquês de Warmblood
Dartmoor Pony
Exmoor Pony Falabella
Pony Fjord Holandês Warmblood
Frísio
Hackney
Hackney Pony Haflinger
Hanoverian
Pónei Highland
Hispano-Arabe Holstein
Iberoamericano
Islandês Cavalo
Irlandês Draught
Kabarda Karabakh
Karachai
Lippizaner Lusitano
Mangalarga
Morgan
Novo Pónei da Floresta
Oldenburg
Orlov Saddle Horse
Orlov Trotter Palomino
Paso Fino
Percheron
Paso peruano
Przewalski
Puro Sangue Espanhol
Quarto de Cavalo
Trotter russo
Shagya Árabe
Shetland Pony
Shire

Corrente forte soviética
Suffolk
Warmblood sueco
Cavalo Andante do Tennessee
Tersk
Puro-sangue
Pónei galês

Apêndice 6: Raças de cavalos críticos e de manutenção crítica no mundo

Raças Críticas

África
Warmblood inglês
Cavalo (Uganda)

Ásia
Birmanês
Deccani
Pónei do Sri Lanka
Calado de Tieling

Europa
Altwurttemberg
Miniatura Americana
Anglo-Arabo-Sardo Ardennes
Avelignese Tradizionale Bosnian

Criollo
Cavalo Maldito
Delta
Dulmen Pony
Pónei Equestre Finlandês
Fox-trotter
Franches-Montagnes Karakachan

Karatschaewer
Landais Pony
Leutstettener
Maremanno
Maremmano Tradizionale
Ilha Mur
Napoletano
O velho Kladruby Branco
Cavalo de Tinta
Palatino Ardennes
Paso Peruano
Persano
Cavalo Polo
Pónei das Américas
Rascunho Romeno
Cavalo Desportivo Romeno
Rottaler
Samolaco
Sarcidano
Senner
Pónei Eslovaco do Desporto Trotter
Esloveno
Tarpan

Tolter
Pónei Ukraniano
Yenisei Superior
Vollblutarber
Zematukai (tipo moderno)

América do Sul
Sunicho

Raças de Raças Criticamente Mantidas

Ásia
Misaki
Miyako
Noma
Tokara Pony
Tsushima Pony
Yonaguni

Europa
Corrente Pesada Estoniana
Majorcan
Skyrose Pony
Sorraia
Zematukai

Apêndice 7: Raças de cavalos ameaçadas de extinção no mundo

Raças ameaçadas

África
Nooitgedacht Pony
Warmblood europeu
Cavalo (Tanzânia)
Cavalo Namibe
Cavalo sul-africano em miniatura
Pónei Somali
Vlampeerd

Ásia
Azerbaijão Bose-Baise Pony Dareshuri
Elenchus
Hirzai
Jinjiang
Makra
Malakan Turkemin Dagestan Pony

Europa
Auxois
Floresta Negra
Boulonnais
Catria
Charysh
Cavalo Árabe Checo
Cavalo holandês de tracção
Lippizaner holandês
Corrente estoniana
Estonian Native Horse Exmoor (holandês)
Pónei Falabella Miniatura de Cavalo Cavalo Caído
Frederiksborg finlandês Warmblood
Pónei de Sela Francês
Furioso-Northstar
Cavalo de Gelderland
Giara Pony
Gidran
Cavalo de Groningen
Gotland Pony
Warmblood pesado (Holandês)
Warmblood pesado (alemão) Hobby irlandês
Pónei Irlandês

Kuznet Horse Latvian Draught
Lewitzer Menorquina Monte Horse Monterufoli Pony Narym
Norte de Ardennes Ob Pony
O velho Kladruby Black

Ox-Araber
Pentro
Piebald e Skewbald
Pinto
Polesiano
Trotter Salernitano Romeno de Rápido Esboço Pesado
Percheron Salernitano Russo Schleswig Coldblood Shtumsky Coldblood Slovenian Haflinger
Pequeno Cavalo de Equitação Alemão Ardennes Sueco
Trotador de Sangue Frio Sueco
Tavda
Warmblood de Thuringian
Tinker
Tolfetana
Tolter
Tuigpaard
Ventasso
Vladimir
Vyatka pony

América do Sul
Criollo chileno

América do Norte
Projecto de Creme Americano
Pónei indiano Lac la croix
Newfoundland Pony
Sable Island Pony

América Latina e Caraíbas
Cavalo (São Cristóvão e Nevis)

Oceânia
Cavalo 'selvagem' de Kaimanawa

Apêndice 8: Raças de cavalos mantidas em perigo no mundo

Ásia
Kiso
Minahasa

Europa
Pónei Asturcon
Boémia da Morávia Belga
Creta
Dales Pony
Dole Horse
Eriskay
Cavalo nativo estoniano
Garrano
Esboço Húngaro
Jaca Navarra
Kerry Bog Pony
Cavalo treinador letão
Esboço pesado lituano
Losina
Monchina
Cavalo de Nordland
Pindos
Pineia
Poitevin
Pura Raza Gallega
Sokolski Sangue Frio
Tori

América do Sul
Lavradeiro

Apêndice 9: Raças extintas de cavalos no mundo

África
Basotho Pony Calvinia
Arreios do Cabo
Cavalo do Cabo Namaqua Horse
Nefza Pony

Ásia
Deliboz
Hinis
Karacabey-Nonius
Nanbu
Rumelian Pony

Europa
Amurskaya Anglo-Normand
Augeron
Banat
Barra Pónei Berrichon Bessarabian
Bityug
Mar Negro
Nativo Búlgaro
Burgdorfer
Busa Pony
Carrossier Normand Charentais
Charolais
Chilkov
Chuvash
Corlais
Corse
Cremonês
Croata Busa Pony Cushendale
Deli-Orman
Devon Pack Horse Dobrogeana
Dolny-Iskar Erlenbach
Flandres
Cavalo flamengo Galloway Pony
alemão Bessarabian Gocan
Goonhilly
Grande Cavalo

Pónei de Hebridean
Cavalo Húngaro
Cavalo Desportivo
Húngaro
Ialomita
Pónei de Karelian
Pónei da Ilha Krk
Loire
Lovets
Maine
Manx
Minusinsk
Cavalo Moldavo
Morvandeaux
Nivernais
Nogai
Obva
Velho Don/Cossaco
Onega
Pinkafeld
Pugliese
Montanha Rila
Montanha Rostopchin
romena
Sela russa
Saone-et-Loire
Stara Planina
Ruas
Tarbesan
Tiree
Tomsk
Transilvânia
Treinador Tuva
Vardy
Vendeen
Projecto Voronezh
Cavalo treinador
Yorkshire

América do Norte
Canadiano
Chickasaw
Conestoga
Treinador Francês
Frencher
Técnico alemão
Narragansett Pacer St.
Lawerence

Oceânia

Apêndice 10: Raças de cavalos não em risco no mundo

África
Bahr-El-Ghazal Bandiagara
Dongola
Egípcio
Locale
Logone Pony
Pónei da África Ocidental do Sudão
Raça Pónei da África Ocidental do
Sudão

Lokai
Makasar
Manipuri Pony Marwari
Mongol Mongol-Ujumqin
Novo Kirgiz Ngua Noi
Ningqiang Pacu
Indonésia Rajshai Pony
Sandel
Sanhe
Shan Pony
Spiti Pony
Sumbar-Sandel   árabe
Sumbawa
Sírio
Taleshi
Tes
Pónei tailandês
Pónei Tibetiano
Tushuri
Wenshan
Xini
Yanqi
Yomood
Yongning
Yunnan
Yunnan-Lijiang
Yushu
Zaniskari   Pony
Zhongdian

Ásia
Adaev Bajau Bali Bali Balikun Batak
Bhotia
Bima Bose Chaidamu Chakou
Cheju Darkhad Datong Dosanko
Flores Galshar Ganzi Gayo Guizhou
Heilongjiang Hequ
Cavalo (Indonésia) Jawa
Jeju Jianchang Jilin Jinzhou
Karabair Kathiawari Kazakh
Kipriakis Ektrofis Kirgiz
Kuda-Lombok Kuningan Kushum
Kustanai Lichuan

Europa
Akhal-Teke
Altai
Bardigiano
Bashkir
Warmblood da Baviera
Treinador bielorrusso
Esboço belga
Pónei bósnio
Brandenburg Warmblood
Budyonny
Burguette
Buryat Pony Byryatskaya
Camarque Chumysh

Comtois
Comune
Sangue frio croata
Pónei Equestre Checo
Trotter checo
Trotador Dinamarquês
Draver
Cavalo holandês miniatura
Cavalo de Equitação
Holandês/Pónei
Einsiedler
Puro-sangue Inglês (Checo)
Esperia Pony
Finnhorse
Trotador Finlandês Warmblood
Trotter
Freiberger
Sela de Sela Francesa
Trotadores franceses
Pónei Cavaleiro Alemão
Cavalo desportivo alemão
Puro-sangue Alemão
Trakehner alemão
Trotter alemão
Warmblood alemão
Hessen Warmblood
Hispano-Bretão
Hutsul
Ialomita
Cavalo islandês (dinamarquês)
Cavalo islandês (holandês)
Cobertura Irlandesa
Cavalo Desportivo Irlandês
Maremmano italiano
Trotter italiano
Cavalo da Jutlândia
Kalmyk
Kisber Halfbred
Kladruby
Knabstrupper
Kushum
Carrinho lituano
Moldavo local
Malopolski
Warmblood de Mecklenburg
Merens Pony
Mezens
Murgese
Nonius
Noric
Norman Cob
Cavalo do Norte da Suécia

Ardenas do Norte
Trotador Pesado Norueguês
Novoalexandrivska Cart
Novoaltaiskaya
Sangue frio polaco
Konik polaco
Posavina
Pottok
Sangue Frio Alemão Rheinish
Rheinish Warmblood
Ardenas russas
Clydesdale russo
Courser russo
Esboço russo
Sachsen Warmblood
Sanfratellana
Sardo
Saxónia Warmblood
Schweres Sangue frio
Siciliano
Cavalo Silesiano
Nork silesiana
Sangue frio esloveno
Sangue frio da Alemanha do Sul
Sela soviética
Pónei Equestre Sueco
Trotador Sueco Warmblood
Warmblood Suíço
Tory
Trakenher
Tuva
Cavalo de Sela Ucraniano
Yenisei Superior
Warmblood de Westphalian
Wielkopolski
Wurttemberg Warmblood
Yakut
Zabaykalskaya
Zweibrucker Warmblood

América Latina e Caraíbas
Costarricense de Paso
Criollo Militar

América do Norte
Miniatura Americana
Buckskin
Canadiano
Ranger do Colorado
Missouri Fox Trotting Pony
Mustang

Montanha Rochosa

Oceânia
Cavalo local (Tonga)

América do Sul
Asno
Campolino
Cimarron
Criollo Argentino
Criollo Colombiano
Crioulo
Marajoara
Morochuca
Pantaneiro
Serrana
Trocha y Galope Reunido Colombiano

Apêndice 11: Raças de cavalos de estatuto desconhecido no mundo

África

Abyssinan
Beledougou
Bhirum Pony
Boer
Bornu
Chadiano
Cheval de Nioro
Djerma
Dombi
Fleuve
Fouta
Hausa
Hodh
Koto-Koli Pony
L'arabe-barbe
M'bayar
Mogods Pony
Mossi
M'Par
Poney
Rancheiro
Cavalo desportivo sul-africano
Warmblood sul-africano
Sahel
Songhoi
Sulebawa
Tawleed
Torodi
Tsawana
Dongola da África Ocidental
Pónei da África Ocidental
Yagha

Ásia

Abeia
Anatólia
Baguio Cavalo Leve
Baguio Pony
Bakhtiari
Baluchi
Bangladesh Native Horse
Basseri
Boeta
Bohai
Buzkashi
Cabadin
Cambodjano
Canik
Chummarti

Chyanta
Cukurova
Dahmaa
Dawand
Dilbaz
Dosanko
Ebian
Garabarh
Gemlik
Giawf
Guanzhong
Guba
Haddian
Heihe
Henan Light Draught
Herati
Iyi
Jabe
Jaf
Jargalant
Jata
Cavalo de arnês de Javakhuri
Jofi
Jumli
Karacabey-Halfbred árabe
Keheilan
Kerqin
Khilan
Kohband
Kurdi
Lombok
Maneghi
Merak Sakten ta Cavalo
Miniatura Mugalzhar
Mytilene Pony Native
Race Horse Novo Lijiang
Omarqoub Pacu
Indonésia Pony filipino
Qatgani Qazal
Samand Saqallwiya
Shirazi
Shirvan Shweimaa

Sistani
Taejung
Tagaytay Cavalo Leve
Tagaytay Pony
Cavalo de Equitação Tajik
Tanghan
Tarai Pony
Taropud
Tattu
Tibetian-Sikang Pony
Tooraq
Árabe turco Uzunyayla Waziri
Xiangfen
Xilinguole
Yabu
Yargha
Yiwu
Yuta
Zhangbei

Europa
Alpino
Asino Baio Lucano
Avarskaya
Balkar
Barut
Trotter belga
Pónei Hípico da Bélgica
Pónei da Montanha da Bósnia
Calabriano
Camarque
Castillon
Cavalo Danúbio
Donska
Einsiedler
Puro-sangue Inglês (Checo)
Warmblood inglês (Letónia)
Exmoor (holandês)
Cavalo de Trabalho de Acabamento
Cavalo Pequeno Finlandês
Gazal
Glasinacki
Meio-sangue de Mezohegyes
Heavy Draught (Búlgaro)
Henson
Sangue frio húngaro
Cavalo Desportivo Húngaro
Trotador Húngaro
Pónei Irlandês
Sela Italiana

Konik (holandês)
Kumyk Pony
Kun Kinsky
Kushum
Cavalo de arreio letão
Lenkoran
Pónei Lezgiano
Lundy
Mallorquina
Cavalo miniatura (Belga)
Misko
Moravian Warmblood
Mulassie
Novoalexandrivska Cart
O velho Kladruby
Cavalo de Sela de Pedigree
Cavalo de Pleven
Podveleski
Poni (Lituânia)
Cavalo de Equitação (Finlandês)
Russo (Inglês)
Cavalo de Carro Russo
Sabih
Pónei Escocês
Siglavi
Skewbald e Piebald
Warmblood Eslovaco
Warmblood Esloveno
Avistado
Cavalo da Estíria
Thessalia
Torian
Toriyskaya
Verkhoyanska
Galês
Zangersheide

América Latina e Caraíbas
Azteca
Crioulo
Atheland
Caballo des trote
Costeno
Crillo de Hondureno
Trotador cubano
Galiceno
Meios de comunicação social
Pónei Mexicano
OISK
Patibarcino
Peruana

Pónei (El Salvador)
Pónei (Guatemala)
Pónei (Honduras)
Trotte de andar
Sangue Quente (Honduras)
Sangue Quente (México)

América do Norte
Pónei Caminhante Americano
Pónei Appaloosa
Assateague Pony
Rabo de vassoura
Caçador Canadiano
Cayuse
Pónei de Chincoteague
Cow Pony
Cracker
Índio
Kanata Pony
Marrocos à vista
Trimestre Pónei
Barbo espanhol
Welara Pony

Oceânia
Brumby australiano
Cavalo de tracção australiano
Pónei australiano
Cavalo de Stock australiano
Warmblood australiano
Brumbie
Pónei da Baía do Caixão
Pónei Equestre Inglês
Pónei Manchado em Inglês
Warmblood francês
Warmblood alemão
Exército dos Bancos Verdes
Guy Fawkes River National Park Brumby
Cavalo (Papua Nova Guiné)
Cavalo Desportivo Irlandês
Kosciusko Brumby
Cavalo miniatura
Pónei em miniatura
Parque Nacional Namagdi Brumby
Palouse
Pónei de Timor

América do Sul
Anglo Normando
Brazilain Sports Horse
Trotador brasileiro
Caballo Deportivo Uruguayo

Campeiro
Campolina
Criollo chilote
Criollo Parauguaya
Criollo Uruguaya
Sangue Inglês Fino
Sangue Francês Fino
Llanero
Marchador
Morochuco Chumbivilcano
Nordestino
Paulista
Pónei (Parauguaya)
Pónei (Brasil)
Pónei (Peru)
Puno Pony
Puruca

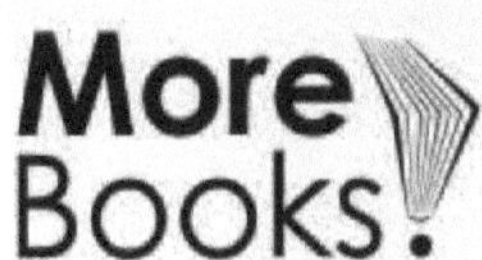

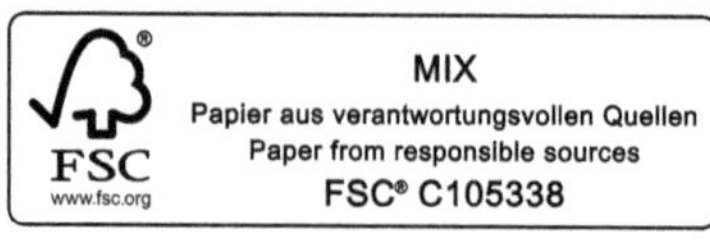

Printed by Books on Demand GmbH, Norderstedt / Germany